PUBLICATIONS DU *PROGRÈS MEDICAL*

CHIRURGIE

DE

LA PLÈVRE & DU POUMON

PAR

F. TERRIER
Professeur à la Faculté de Médecine de Paris
Membre de l'Académie de Médecine,
Chirurgien de l'Hôpital Bichat.

PARIS

AUX BUREAUX DU
PROGRÈS MÉDICAL
Rue des Carmes, 14

FÉLIX ALCAN
ÉDITEUR
108, Boulevard Saint-Germain, 108

1897

CHIRURGIE

DE

LA PLÈVRE & DU POUMON

PUBLICATIONS DU *PROGRES MÉDICAL*

CHIRURGIE

DE

LA PLÈVRE & DU POUMON

PAR

F. TERRIER

Professeur à la Faculté de Médecine de Paris.
Membre de l'Académie de Médecine.
Chirurgien de l'Hôpital Bichat.

PARIS

AUX BUREAUX DU
PROGRÈS MÉDICAL
14, Rue des Carmes, 14

FÉLIX ALCAN
ÉDITEUR
108, Boulevard nt-Germain, 108

1897

PRÉFACE

Dans ces derniers temps et surtout au moment et après le IXe Congrès de Chirurgie français, *la chirurgie des plèvres et des poumons a pris une importance considérable et a été l'objet d'un assez grand nombre de travaux interessants.*

Il nous sembla donc indiqué d'étudier, dans notre cours de médecine opératoire du semestre d'été 1896, les points spéciaux de technique se rapportant à cette partie de la Chirurgie opératoire.

Ce sont ces leçons qui, recueillies et rédigées par mon excellent ami et ancien interne le Dr E. Reymond, ont été publiées dans le Progrès médical *et font l'objet de ce petit fascicule revu avec soin.*

F. T.

CHIRURGIE
DE LA PLÈVRE & DU POUMON

CHAPITRE PREMIER

Thoracentèse et Drainage pleural.

PREMIÈRE LEÇON (1).

Messieurs,

La ponction de la plèvre, connue sous le nom de *thoracentèse* ou *thoracocentèse*, est une opération, banale aujourd'hui, mais ayant subi bien des modifications, depuis que Drouin, au XVIIe siècle, la pratiqua pour la première fois avec le trocart.

Éviter l'entrée de l'air dans la plèvre, telle fut dès le début, la préoccupation des opérateurs. Dans ce but, Lurde (XVIIIe siècle) se contentait de placer son doigt sur le pavillon de la canule pendant l'inspiration : il retirait ce doigt pendant l'expiration ; puis il utilisa un robinet qui jouait un rôle analogue. Mais il suffisait d'un accès de toux, survenant brusquement et déterminant une inspiration inattendue, pour que l'air eût grande chance de pénétrer dans le thorax.

Il fallait trouver une fermeture automatique telle, que la canule s'obturât d'elle-même aussitôt que la pression intra-thoracique devenait moins considérable que la pression extérieure : c'est le problème que paraît avoir résolu le premier Bouvier en 1836 (2). Son appareil

(1) Ces leçons ont été professées pendant le semestre d'été 1896 a la Faculté de Médecine de Paris (*Cours d'opérations et appareils*).
(2) Bouvier. — *Bulletin Acad. Méd.*, Paris, 1836.

se compose essentiellement d'une canule dont le pavillon se trouve fermé par un obturateur à ressort, dès que la tige du trocart est retirée. Près du pavillon, la canule est flanquée latéralement d'un orifice auquel est assujettie une courte canule par laquelle s'échappe le liquide; cette canule présente un renflement dans lequel joue une boule métallique : celle-ci n'empêche pas la sortie du liquide ; mais la pression intra-thoracique devient-elle négative, la boule, facilement soulevée grâce à sa légèreté, vient s'appliquer contre l'orifice qui la surplombe et l'air n'entre pas.

L'appareil dont se servit ensuite Récamier atteignait au même but avec un autre dispositif; au pavillon de la canule se trouvait appliquée par un ressort une soupape en peau de buffle, ne pouvant s'ouvrir que de dedans en dehors.

L'appareil de Reybard (1841) est plus simple encore ; il se compose d'une canule présentant une rainure circulaire autour du pavillon; on y fixe un tube fourni par un boyau de chat, de poulet, de lapin, peu importe; on mouille avec soin la baudruche qui pend en enrobant le pavillon et en s'appliquant sur son orifice dès que le liquide cesse de sortir et que l'air tend à rentrer : c'est une soupape très simple et très bonne.

Il est juste de faire remarquer que cette méthode avait été exposée par Boyron, élève de Dupuytren, dans sa thèse en 1814; mais c'est bien à Reybard, qui la reprit en 1841, qu'on doit de l'avoir vulgarisée.

Raciborski (1) inventa un procédé qui dérive du précédent, sans avoir sur lui un grand avantage; au lieu d'un boyau de chat, on fixe au pavillon du trocart armé de sa tige, une vessie de porc, et, avant de faire la ponction, on la vide d'air, on la mouille et on la tord. La ponction une fois faite, on abandonne la tige du trocart dans la vessie, qui se remplit du liquide ponctionné.

1) Raciborski. — *Gaz. des Hôp.*, p. 557, Paris, 1849.

Nous dirons peu de chose de l'appareil proposé par J. Guérin pour la thoracentèse ; c'est le même en effet que celui employé pour les abcès par congestion : même trocart plat, même pointe en flamme, même canule percée de trous près du bec ; à la canule plate est adjoint un robinet ; une pompe à double effet complète l'appareil. Quelques années plus tard, on devait adresser à ce procédé le curieux reproche de faire le vide dans la plèvre (1).

On aurait tort, du reste, de croire que J. Guérin fut le premier à s'être servi d'une pompe pour vider la plèvre ; déjà, en 1831, G. Pelletan avait essayé d'en adjoindre une au trocart. Plus tard, Schuh créait un procédé dans lequel on se servait aussi d'une seringue spéciale, mais qui était trop compliquée pour entrer dans la pratique.

Cependant, l'appareil de Reybard restait le plus employé ; Barth lui trouva un usage nouveau ; après avoir évacué le liquide de la plèvre, Barth soulevait le tube de baudruche verticalement, et, le remplissant de liquide médicamenteux, lui faisait jouer ainsi le rôle d'entonnoir.

Vers la même époque, Piorry (2) eut l'idée d'appliquer à la thoracentèse une expérience de physique bien connue, celle du siphon qui, en même temps, empêchera l'entrée de l'air dans la plèvre et provoquera l'aspiration du liquide intra-thoracique. L'arsenal est fort simple : un trocart à robinet, un tube de caoutchouc de 50 centimètres, un vase rempli d'eau ; la ponction, une fois faite, et le robinet restant fermé, on fixe une des extrémités du tube à la canule, l'autre plongeant dans le vase rempli d'eau : on ouvre le robinet, et le premier jet de pus amorce le siphon.

Piorry se servait du même dispositif pour laver la plèvre : on élevait alors le récipient qu'on avait soin de remplir d'eau très pure ; le siphon était alors amorcé par l'inspiration même du patient.

(1) Sédillot-Legouest.— *Méd. opér.*, t. II, p. 498, Paris, 1870.
(2) Piorry.— *Bullet., Acad. Méd.*, p. 541, Paris, 1865.

Avec Blachez (1) s'affirme la tendance à n'employer que de fins trocarts, auxquels il applique le tube de baudruche de Reybard. — D'ailleurs, quelques années avant, Damoiseau (1863) avait déjà préconisé l'usage du trocart capillaire avec lequel il utilisait sa *térabdelle* constituant une sorte de pompe aspirante et refoulante.

Un peu plus tard (1869), le Pr Dieulafoy commença ses recherches sur l'aspiration des liquides des grandes cavités closes ; tout d'abord, c'est un caractère d'exploration qu'il donne à ses ponctions ; suivant son expression, il recherche le liquide, « le vide à la main » ; mais bientôt il modifie son appareil et s'en sert pour vider de grandes cavités, la plèvre entre autres. — Je ne vous décrirai pas l'appareil Dieulafoy ; tous, vous l'avez vu fonctionner, et quelques minutes de maniement vous en apprendront plus que de longues explications.

J'en dirai autant de l'appareil du Pr Potain; mais avant, je tiens à vous en signaler un autre, peut-être ignoré de vous et cependant d'un heureux dispositif : c'est celui de Castiaux (de Lille) (2) ; il se compose d'un flacon gradué contenant de 1,000 à 1,800 gr.; au goulot du flacon sont placés deux robinets : l'un horizontal est intermédiaire entre le trocart et un tube de verre plongeant dans le flacon ; l'autre vertical communique par un tube de caoutchouc avec une pompe aspirante ou avec une pompe foulante. Pour évacuer un épanchement pleurétique, on fait le vide dans le flacon, on ponctionne ; à la canule du trocart on ajuste le tube de caoutchouc et on ouvre le robinet : le liquide est appelé par le vide relatif du flacon. S'agit-il de pratiquer une injection intra-pleurale, on se sert de la pompe foulante.

Behier a voulu simplifier cet appareil et c'est encore

---

(1) Blachez. — *Union médicale*, Paris, 1868, p. 634.
(2) Castiaux (de Lille). — Thèse de Paris, 1873.

une simplification que le Pr Potain a su y apporter en remplaçant les deux pompes par une seule et le gros flacon d'un litre par une bouteille quelconque. L'appareil Potain est excellent s'il s'agit de vider une plèvre; il devient très discutable si c'est un lavage qu'on veut pratiquer et cela à cause de la difficulté de sa stérilisation.

Où doit-on ponctionner une pleurésie? — Je n'ai pas, Messieurs, à vous dire quels renseignements la percussion et l'auscultation doivent vous fournir; ce seront parfois nos seuls guides, dans le cas de pleurésie localisée par exemple. — Je vous rappelle seulement trois principes généraux :

1° Faire la ponction au point déclive.
2° Éviter le diaphragme.
3° Ne pas léser l'artère intercostale.

La blessure de celle-ci est chose rare il est vrai; toutefois, je vous rappelle son trajet. Tout à fait en arrière, près de son origine, l'artère intercostale se dirige en haut et en dehors, traversant obliquement l'espace intercostal, depuis l'articulation costo-vertébrale jusqu'à l'angle des côtes; à ce niveau, l'artère n'est donc pas protégée. A partir du point où elle atteint la côte supérieure, elle se trouve recouverte par celle-ci sur une longueur de 8 centimètres environ, jusqu'à ce que, se divisant en deux branches, elle se place à nouveau dans l'espace intercostal.

Pratiquement, nous conclurons, en disant qu'on est sûr d'éviter l'artère, en ne ponctionnant que, depuis l'angle des côtes, jusqu'à égale distance du sternum et des vertèbres; plus simplement encore, disons qu'on choisira comme point moyen et de toute prudence, l'union du tiers postérieur et des deux tiers antérieurs de l'espace intercostal. Voilà pour éviter l'artère.

Le diaphragme, sera-t-il facile à ne pas intéresser? oui, si l'on a soin de ne pas descendre au-dessous de la dixième côte. Malgaigne et Le Fort conseillent de faire la ponction dans le troisième et quatrième espace, en comptant de bas en haut, et cela à droite comme à gauche. On a donné du reste bien d'autres points de repaire : à six travers de doigt, a-t-on dit, au-dessous de l'angle de l'omoplate ; mais celle-ci est essentiellement mobile. Au niveau du coude fléchi, la main étant sur le sternum, ont dit d'autres auteurs ; mais ce point, lui aussi, change avec la situation de l'épaule et la longueur individuelle de l'humérus. Je préfère encore la règle qui consiste à ne jamais faire la ponction plus bas qu'à trois travers de doigt au-dessus du rebord costal; celui-ci, même chez les gens obèses, se sentira toujours facilement.

Voilà pour les zones dangereuses dans lesquelles il ne faut pas s'aventurer ; reste à choisir dans le territoire où l'on peut ponctionner, le point le plus déclive ; celui-ci ne sera-t-il pas différent suivant que le malade est assis ou couché ? Nous reviendrons sur cette question à propos de l'empyème; mais si nous nous plaçons maintenant dans l'hypothèse d'une ponction simple sans drainage, il est évident que le malade est supposé assis et que l'on devra faire la ponction aussi bas que possible, sans sortir des limites que nous venons de tracer.

Le *manuel opératoire* de la ponction est chose fort simple; vous tenez le trocart de la main droite, le fond de la poignée empaumé dans le creux de la main ; avec votre index droit limitez la course de l'instrument ; l'index gauche marque le point choisi, déprimant l'espace immédiatement au-dessus de la côte sous-jacente ; le trocart prend le contact de cet index et pénètre en donnant une sensation spéciale de résistance vaincue.

Si banale que soit devenue aujourd'hui la ponction de la plèvre, elle n'en a pas moins été vivement combattue. Le Fort constata qu'une pleurésie purulente se fait souvent à la suite d'une ponction : ce qui est très exact ; et il en conclut que l'une est la cause de l'autre, ce qui n'est nullement démontré.

Pour que la pleurésie devienne purulente, il faut, en réalité : ou bien que l'infection existe déjà, ou bien qu'elle ait été apportée par le trocart, et le seul enseignement qu'il nous soit permis de tirer de ce fait est celui-ci : pour pratiquer une simple ponction, les précautions d'asepsie doivent être aussi minutieuses que s'il s'agissait d'une grosse opération chirurgicale.

Je sais aussi une autre cause d'accidents consécutifs à la ponction : c'est l'étrange besoin de laver la plèvre qui s'est emparé d'un grand nombre de praticiens.

Non seulement on lave, comme nous le verrons, après la pleurotomie, mais on lave aussi après ponction, alors même qu'il ne s'agit que d'une pleurésie simple ; quoique fort peu enthousiaste personnellement de cette manière de faire, je dois bien vous indiquer quelques-uns des nombreux procédés employés, ne m'occupant toutefois pour l'instant, que de ceux qui peuvent être mis en usage après la ponction et non après la pleurotomie.

A la question du lavage de la plèvre vient s'ajouter celle du drainage permanent, que nous allons étudier en même temps.

Un des procédés de drainage les plus simples était celui de Reybard : il laisse à demeure la canule du trocart ; le robinet est fermé et de temps en temps on l'ouvre pour laisser couler le liquide. La canule dont on se servait était légère, munie d'ailes, fixée au thorax par un ruban. L'inconvénient de la méthode, vous le devinez sans peine, c'est que les tissus perforés par l'instrument ne tardent pas à s'altérer et à s'infecter et il se fait autour de la canule une perte de substance bientôt suffisante pour laisser pénétrer l'air.

Aussi voyons-nous Barth (1) remplacer cette canule

(1) Barth.— *Bull. Academ. Médec.*, Paris, 1865, t. XXX, p. 1043

métallique par un tube en caoutchouc vulcanisé permettant un écoulement continu. L'extrémité libre du tube est munie d'une baudruche : on l'attachait au cou, ce qui n'était peut-être pas bien pratique. Veut-on faire un avage ? On pince le tube, on adapte la seringue et on en njecte le contenu ; puis on laisse écouler le liquide et on replace la baudruche. A la fin du traitement, celle-ci est supprimée et remplacée par un fosset ; mieux aurait valu certainement laisser la baudruche ou pincer le tube.

Abeille présenta en 1867 à l'Académie de Médecine, un appareil avec lequel il utilisait le vide pour faciliter le drainage permanent de la plèvre. Au drain était annexée une poire en caoutchouc munie d'un robinet ; on comprimait la poire, on la fixait et on ouvrait le robinet : la poire se remplissait peu à peu du liquide pleural.

A ce procédé, comme à plusieurs de ceux qui suivent, je ferai le même reproche : un tube en caoutchouc traversant à frottement la paroi thoracique constitue, au travers des tissus, un corps étranger autour duquel une infection quelconque a tendance à se greffer : celle-ci arrivait du dehors, c'est-à-dire de la peau ou du pansement, ou bien encore provenait du dedans, c'est-à-dire du liquide pleural ; de toute façon la plaie ne tardait pas à suppurer largement et les symptômes de septicémie apparaissaient.

Un an plus tard, Verneuil communiquait à la Société de Chirurgie (1868) un procédé qui devait être bien souvent reproduit avec des modifications plus ou moins importantes. Par la canule d'un gros trocart, Verneuil glisse un tube en caoutchouc, percé de trous à son extrémité pleurale : l'autre extrémité munie d'une baudruche plonge dans un bassin rempli d'eau et placé plus bas que le malade. C'était en somme le procédé du siphon.

Potain (1) recourut au double siphon. La pièce

(1) Potain. — *Bulletin de thérap.*, Paris, 1869. — Besnard. Th. de Paris, 1871.

principale de son appareil est constituée par un Y en caoutchouc résistant ; la branche médiane communique avec la plèvre ; à chacune des deux autres branches fait suite par l'intermédiaire d'un index de verre, un tube de caoutchouc qui, muni d'une pince, va dans un bocal; des deux bocaux l'un est élevé, l'autre déclive par rapport au lit du patient : tel est l'appareil.

Pour s'en servir, on ponctionne le thorax, on introduit à frottement un tube court que vont fixer : une plaque en caoutchouc percée à son centre, des bandes et du collodion. A ce tube fait suite la branche impaire de l'Y. On laisse alors s'écouler le pus dans le vase inférieur, puis on pince le tube correspondant. On amorce le tube supérieur et on laisse le liquide laveur pénétrer dans la plèvre ; et ainsi de suite jusqu'à ce que le liquide sorte clair ; on enlève alors l'appareil en laissant une pince sur le drain pleural. Souvent des paquets pseudomembraneux viennent obstruer le tube inférieur : on peut, dans ce cas, renverser le sens du courant en changeant de place les deux bocaux.

Le grand avantage que le Pr Potain trouvait à son procédé était d'augmenter et de diminuer à volonté la pression intra-thoracique ; même avantage pour le second procédé du même auteur qui n'en diffère qu'en ce que l'on fait deux ponctions et que le tube d'arrivée est situé plus haut que celui de sortie.

Peut-être croyez-vous que dès lors le drainage sous l'eau constitue une méthode bien connue. Et cependant, en 1872, nous la voyons découverte à nouveau par Playfair (1) ; un drain fin de 6 pouces, uni par un index de verre à un tube de caoutchouc de 6 pieds, l'extrémité du drain dans le thorax, l'extrémité du tube dans une bouteille à demi pleine d'eau : tel est l'appareil. Vous en connaissez déjà le maniement.

Le procédé devait être redécouvert encore ;

---

(1) **Playfair.** — *Soc. obstétr.*, London; 1872.

Bülau y a aujourd'hui attaché son nom et depuis quelques années on en fait grand bruit en pays allemand. A Hambourg, Berlin, Bâle, les résultats seraient remarquables : 86 0/0 des opérés seraient guéris (1).

Je ne veux discuter ici ni ces chiffres, ni les indications de la méthode ; mais je tiens à constater qu'elle ne diffère pas beaucoup de celle de Piorry, de Verneuil, de Potain, qui y ajoutaient le lavage. L'adjonction d'une poire aspirante au tube qui plonge dans le bocal d'eau peut être commode pour amorcer le siphon, mais ne constitue pas une transformation du procédé. La seule différence réside dans le but que se proposent les auteurs ; les premiers y voient surtout la possibilité de vider complètement l'épanchement ; les derniers espèrent de plus, qu'en déterminant une pression négative dans la plèvre, ils ont chance d'empêcher le poumon de se rétracter et de lui faire à nouveau remplir l'espace mort.

Nous arrivons maintenant aux appareils permettant de faire, à l'aide d'une pompe, à la fois l'aspiration et le lavage. Ces appareils sont nombreux ; vous avez sous les yeux celui de Villemin, fabriqué par M. Simal, un des plus connus (2). Je vous indiquerai encore celui que Thiénot (3) vient de faire construire et dont il va vous montrer le fonctionnement.

Il se compose d'une aiguille à double courant constituée par une aiguille injectrice qu'on glisse dans la canule du trocart après en avoir retiré celui-ci. Le liquide entre dans la plèvre par l'aiguille injectrice ; il en sort par l'espace laissé entre celle-ci et la canule. L'appareil se compose encore de deux bouteilles : celle qui contient le liquide à injecter est en verre vert, graduée et pouvant être stérilisée avec son contenu ;

(1) Rapport d'Immerman (de Bâle) au *Congrès méd. de Vienne*, 15-18 avril 1890.

(2) Villemin. — *Appareil pour le lavage de la plèvre ;* in *Rev. des Instr. de Chir.*; Paris, 1896, p. 66-67 (1 figure).

(3) Thiénot. — Th. de Paris, 1896.

elle plonge dans un bain-marie, qui contient de l'eau à 39°. La seconde bouteille est destinée à recevoir le liquide aspiré. Une seule pompe semblable à celle de l'appareil Potain commande en même temps ces deux flacons ; elle est à la fois aspirante et foulante ; à chaque coup du piston, elle chasse le liquide laveur en augmentant la pression du premier flacon et retire du liquide de la plèvre en diminuant la pression du second flacon.

Pour se servir de son appareil, Thiénot recommande de faire une piqûre de cocaïne et une incision cutanée de 1 centimètre. Il introduit très obliquement le trocart, retire par aspiration une partie du liquide pleurétique, puis la décompression obtenue, il passe au lavage du reliquat pleurétique et, pour cela, ajuste dans la canule l'aiguille injectrice.

On met la pompe en mouvement et le liquide injecteur dont se vide le premier flacon doit être en quantité à peu près égale à celui du liquide aspiré, dont on remplit le deuxième flacon. S'il n'en est pas ainsi on retire momentanément l'ajustage qui relie la pompe à l'un des deux flacons, suivant le cas.

Un barboteur contenant de l'acide phénique et que traverse l'air qu'on emmagasine dans le premier flacon, un thermomètre adapté à ce flacon, des manomètres donnant les pressions respectives de l'injection et de l'aspiration, une soupape de sûreté spéciale, tels sont les accessoires qui viennent compliquer le procédé et dont vous comprendrez plus facilement le rôle en vous vous en servant.

Je terminerai, Messieurs, cet exposé des méthodes de drainage pleural par deux procédés assez spéciaux : la térébration des côtes et le procédé de Chassaignac (1).

Ce dernier n'est que l'application à la plèvre, de la

(1) Chassaignac.—*Monit. des Hôp.*, 4 novembre, 1856.—Hobon. Th. de Paris, 1867.— Antelme. Th. de Paris, 1875.

méthode du *drainage* préconisée d'une façon générale par ce chirurgien : Une incision préalable des téguments était faite au bistouri ou à la lancette au niveau du 6e ou 7e espace intercostal, à l'union de ses deux tiers antérieurs et de son un tiers postérieur. Dans cette boutonnière cutanée, Chassaignac introduisait son grand trocart courbe ou droit, pénétrait dans la plèvre et le ramenait par transfixion de dedans en dehors dans le même espace intercostal, de manière à comprendre un pont tégumentaire de deux travers de doigt de longueur. La canule du trocart servait ensuite à conduire le drain.

Cette méthode, qui ne semble pas avoir donné de bien brillants résultats, a été employée ensuite par le Pr A. Richet, peu enclin cependant à imiter Chassaignac.

Quant à la *térébration des côtes*, elle date d'Hippocrate. Reybard la conseille pour bien fixer la canule à la paroi; mais c'est surtout Sédillot qui s'applique, dans un mémoire à l'Académie de Médecine, en 1857, à mettre en lumière tous les avantages qu'il trouve à un pareil procédé.

Il incise les téguments sur la neuvième ou dixième côte jusqu'à l'os, racle le périoste, trépane avec un instrument de 4 millimètres en évitant l'artère intercostale, et glisse dans l'orifice une canule de même diamètre à ailes latérales en argent. Il laisse ensuite couler le pus et place un bouchon : celui-ci n'est enlevé que pour laisser échapper le trop-plein de la plèvre, tous les quatre heures par exemple, le premier jour. L'idée est fort simple, mais vous pensez combien vite doit s'infecter une pareille plaie.

J'ai conservé, pour finir, cette térébration des côtes et le procédé de Chassaignac, parce qu'ils constituent une sorte d'intermédiaire entre le drainage à la suite de la thoracentèse et le drainage à la suite de la pleurotomie dont nous nous occuperons ultérieurement.

CHAPITRE II

Pleurésie purulente et Pleurotomie.

DEUXIÈME LEÇON.

Messieurs,

L'*historique de la pleurotomie* constitue par elle-même une longue étude, du reste fort bien faite dans le *Traitement des pleurésies purulentes* de MM. Debove et Courtois-Suffit, et que je ne veux pas entreprendre ici (1).

Aussi, me contentant de vous rappeler qu'Hippocrate avait décrit le procédé opératoire de la pleurotomie, et que Galien avait pratiqué l'aspiration du pus à l'aide du *pyulque*, sorte de seringue munie d'une longue canule, je n'énumérerai pas les alternatives par lesquelles a passé cette opération pendant le moyen âge et les temps presque modernes. J'arrive de suite au début de notre siècle et je chercherai quels étaient, à cette époque, les résultats de l'empyème : ils étaient *déplorables*, ni plus ni moins. Pour ne citer qu'un nom, Dupuytren ne compte pas un succès dans toutes ses interventions ; aussi, quoique ayant été en principe partisan de cette opération, il la refusa, alors qu'il se vit lui-même atteint d'une pleurésie purulente : « Je préfère, aurait-il dit, mourir de la main de Dieu que de la main des chirurgiens. »

Si l'on veut se faire une idée de l'obscurité qui règne alors dans l'esprit des chirurgiens au sujet de l'empyème, il faut se reporter à la longue discussion de l'Académie de Médecine (1835) à propos d'un rapport

(1) Paris, 1 vol., 1892.

de Sanson et de Bouillaud. Les théories les plus étranges, les affirmations les plus catégoriques et les plus erronées, cachèrent mal l'ignorance de tous, comme on le fit remarquer alors.

La thèse de Sédillot (1) ne parvint pas à remettre en honneur la pleurotomie et, cependant, il s'en fit le défenseur énergique, quoique restreignant beaucoup les indications de l'opération; ils précisa ainsi ces dernières :

1° Ne pas opérer dans la période aiguë;

2° Opérer dans les épanchements chroniques, les sujets dont les viscères sont sains, avant que les poumons aient perdu la possibilité de se dilater et de reprendre leurs fonctions;

3° Reculer le plus possible l'opération, lorsqu'il existe des complications incurables et n'y avoir recours qu'à titre de traitement palliatif et comme secours passager et précaire.

Les chirurgiens refusent d'écouter Sédillot; c'est un médecin qui va forcer leur attention. Vers cette époque, en effet, Trousseau (2) pratiqua l'empyème : il opéra seul et avec succès. Le court mémoire qu'il lut en 1844 à l'Académie fit plus que de longues discussions; il y constata modestement ses succès et en indiqua la cause. C'est, qu'en effet les découvertes de Laennec et de son école s'étaient vulgarisées depuis quelques années. Trousseau sut appliquer au diagnostic de la pleurésie purulente les renseignements de l'auscultation; il sut reconnaître l'affection et l'opérer de bonne heure. Laennec lui-même n'avait-il pas prévu cette influence, lorsqu'il avait dit que la pleurotomie deviendrait plus commune, à mesure que l'auscultation médiate permettrait de diagnostiquer plus tôt et d'intervenir à temps?

---

(1) Sédillot. — Th. de concours, Paris, 1841.
(2) En 1844.

La thèse d'agrégation (1) de Damaschino, en 1869, nous donne une idée assez exacte de l'opinion qu'on avait sur l'empyème et de la frayeur qu'inspirait encore cette opération; tout en conseillant d'abord la ponction, Damaschino se dit partisan de l'empyème, mais en faisant de si nombreuses réserves que l'opération ne peut être qu'exceptionnelle dans de pareilles conditions.

Voulez-vous, d'ailleurs, avoir une idée de la rareté, à cette époque, d'une opération qui nous semble si banale aujourd'hui. En 1869, alors que j'étais prosecteur à cette Faculté, je me souviens que l'on dut opérer d'un empyème le Pr Dolbeau. A. Nélaton fit l'opération; mais auparavant il la vint répéter sur le cadavre, et je crois que jusqu'alors il n'avait jamais eu l'occasion de la pratiquer sur le vivant.

En 1871 paraît un important mémoire de Bouchut; il fait un long historique de la thoracentèse et de la pleurotomie, pour ensuite combattre cette dernière au profit des ponctions indéfiniment répétées.

L'année suivante avait lieu, à l'Académie, la longue discussion dont je vous parlais déjà à propos de la thoracentèse; et les injurieuses plaisanteries dont s'accablèrent Chassaignac et Béhier ne firent aucunement avancer la question.

Mais cette même année paraissait le mémoire de Moutard-Martin (2), qui résume bien l'état des connaissances de l'époque et donne comme manuel opératoire de minutieux détails auxquels nous trouverons peu de chose à ajouter aujourd'hui; il mentionne 17 opérations dont 5 morts et 12 guérisons, 5 de ces dernières ayant conservé une fistule. Sans être brillants, ces résultats sont bien supérieurs à ceux que nous venons de signaler.

---

(1) *Sur la pleurésie purulente.*
(2) Moutard-Martin.— *Mémoire sur la pleurotomie*, Paris, 1872.

Cette même année, Playfair invente son procédé de lavage de la plèvre qui rentre dans la thoracentèse plutôt que dans la pleurotomie. Grâce aussi aux appareils de Dieulafoy et de Potain, nous sommes à l'époque où la ponction est en grande vogue; elle aurait eu l'avantage sur la pleurotomie, si celle-ci n'avait bénéficié largement de la découverte de Lister, c'est-à-dire de l'antisepsie.

Ce fut en 1873 qu'Ewart fait la première pleurotomie antiseptique ; mais on resta longtemps sans comprendre tout l'avantage qu'on en pourrait tirer. Malgré la thèse de Peyrot (1876) qui préconisa l'incision précoce (1), nous voyons encore la frayeur de l'opération autoriser l'emploi des thoracotomes de Vergely (1876) et de Leyden (1878) ; je tiens à ne pas insister sur la description de ces instruments inutiles et dangereux.

C'est en Angleterre d'abord en 1875, en Allemagne ensuite vers 1878, que l'empyème antiseptique est fait couramment. Paraissent alors les observations de Sinclair et Marshall, de Baum, Kœnig, Gœschel, Wagner, tandis qu'en France il nous faut attendre jusqu'en 1882 et 1883 pour trouver des observations de pleurotomie antiseptique de Daniel Mollière à Lyon, du Pr Debove à Paris.

Le travail de Hache (2) contribue à faire connaître les avantages de la pleurotomie antiseptique. Mais bientôt un nouveau mouvement va se produire ; certains auteurs vont se demander si l'antisepsie agit bien vraiment sur l'infection intra-pleurale, si son rôle ne se borne pas à empêcher une infection secondaire ; ils vont même jusqu'à supposer que la présence des liquides antiseptiques dans la plèvre est beaucoup plus nuisible qu'utile : de là la pensée de la *pleurotomie aseptique sans lavages*,

---

(1) *Études expérimentales et cliniques sur le thorax des pleurétiques*, etc. Th. de Paris, 1876.

(2) Hache. — *Pleurotomie antiseptique* ; in *Revue de Chirurgie*, Paris, 1883, p. 33.

que Cabot avait pratiquée à Boston, que Bouveret (1) défend dans son remarquable livre, et dont je me suis fait pour ma part l'ardent défenseur. Est-ce à dire, que les résultats que nous donnait cette pleurotomie aseptique étaient toujours semblables? Certes non, mais ils étaient parfois excellents; je me souviens qu'en 1886, mon collègue Rigal m'appela auprès d'un enfant porteur d'un empyème; je pratiquai la pleurotomie sans aucun lavage; l'enfant guérit en quelques semaines. A ce moment nous ne nous doutions pas que la diversité du résultat tenait à la diversité de l'infection.

C'est Netter qui est venu nous instruire à cet égard: de 1889 à 1892, on étudie la microbiologie des pleurésies purulentes; on constate que celles-ci ont une marche différente suivant la nature du microbe, et que l'intervention doit peut-être varier suivant les cas. En un mot, c'est la bactériologie qui va maintenant donner à la chirurgie ses indications les plus intéressantes.

Après ce rapide coup d'œil en arrière, j'en arrive au *manuel opératoire*? Je vous ai déjà dit qu'il était resté à peu près tel que l'avait tracé Moutard-Martin. Celui-ci recommande tout d'abord, avec grande raison, de pratiquer une large incision, qui permette d'évacuer facilement et le pus et les fausses membranes. Cette incision sera placée au point le plus déclive, et l'on aura soin, dit Moutard-Martin, que la section cutanée soit plus plus basse que l'incision des parties profondes: peut-être est-ce là une exagération; en revanche, c'est très justement qu'il recommande de faire cette incision plus large superficiellement que dans la profondeur, afin d'éviter l'infiltration de l'air. Le bistouri rasera le bord supérieur de la côte; il peut même tracer l'incision cutanée sur celle-ci.

Mais quel sera l'espace choisi? Le septième ou le huitième, quelquefois le neuvième du côté gauche. On pla-

(1) Bouveret. — *Traité de l'empyème*. Paris, 1888.

cera l'incision un peu en arrière de la ligne axillaire postérieure ; elle aura six centimètres de longueur.

La peau une fois sectionnée, on la tire légèrement en haut, déplaçant la plaie de 3 ou 4 mm. ; on incise l'aponévrose, les muscles ; l'index gauche est mis dans la plaie : il sent le bord supérieur de la côte, le long duquel on va continuer à inciser jusqu'à la plèvre. De cette façon, on est certain d'éviter l'artère intercostale. Le pus une fois évacué, trois drains de longueur différente sont placés dans la plaie qu'on ferme avec soin autour d'eux ; ils sont d'autre part fixés à la peau, et c'est une précaution qui ne paraîtra pas négligeable à ceux qui savent combien de drains ont disparu dans la plèvre pour y créer des suppurations interminables et n'être découverts qu'à l'autopsie.

Moutard-Martin considère la résection d'une côte comme inutile ; elle peut cependant rendre de grands services quand l'espace intercostal est étroit ; d'autre part elle complique peu l'opération et la côte réséquée est prompte à se reformer comme j'ai pu m'en convaincre, tout dernièrement encore, chez un jeune confrère auquel je dus faire une deuxième opération.

Je ne vous parle pas des lavages que fait Moutard-Martin ; nous allons voir dans un moment tous les liquides qui ont pu être proposés. Quant au pansement, il ne se compose, hélas ! que de sparadrap et de collodion, et c'en est assez pour nous expliquer que Moutard-Martin accuse dans sa statistique 31,5 0/0 de morts et 20 0/0 de fistules persistantes.

Or, savez-vous à quoi Malgaigne et Léon Le Fort attribuent d'aussi médiocres résultats ? A ce qu'on a abandonné les mèches de charpie, les tentes, qui, enfoncées dans la plaie, et maintenues par un bandage de corps, suffisaient à empêcher l'air d'entrer dans la plèvre (1),

(1) *Manuel de méd. opérat.*, 9e édition. t. II, p. 339. Paris, 1889.

tandis que les drains actuellement employés laissent entrer l'air et facilitent le retrait du poumon. Pour l'éviter, il faudrait boucher les drains. Je ne vous citerais pas, Messieurs, cette opinion faite pour vous étonner, si elle n'avait été émise, il y a moins de sept ans, et si, en 1892, on ne l'avait encore formulée devant l'Académie de Médecine !

La réponse est tout entière dans ce fait que, dès 1883, Lister faisait des pleurotomies avec une proportion de guérisons bien plus encourageante ; il y avait deux raisons à cela : il opérait antiseptiquement et surtout il appliquait son pansement à la suite de l'opération. Celui-ci a, en ce cas, une importance toute spéciale. Supposez en effet qu'ayant opéré de façon à ne pas infecter la plèvre, vous vous contentiez ensuite d'un pansement propre, mais insuffisamment épais, qui sera bientôt traversé et restera ainsi jusqu'au pansement suivant ; le résultat est certain : la plèvre ne tardera pas à être infectée secondairement. Des soins de propreté, un pansement mieux approprié : telles sont donc les modifications les plus importantes qu'on ait apportées au procédé de Moutard-Martin.

Certains auteurs ont voulu cependant modifier quelques points de technique opératoire : Fræntzel conseille de penétrer dans le quatrième ou cinquième espace, trouvant inutile de descendre plus bas. Wagner choisit aussi le cinquième ou sixième espace, au niveau du bord du grand dorsal et il relève le siège du malade. König fait mieux, et pour assurer la déclivité de la plaie, il soulève le malade par les pieds à plusieurs reprises.

D'autre part nous voyons Baum, Kœnig, Schede, Küster, chercher à assurer le drainage parfait de la séreuse, en faisant une contre-ouverture de dedans en dehors dans un espace inférieur : c'est là un procédé délicat et abandonné. En revanche Kœnig (1) a beau-

(1) Kœnig. — *Centralbl. f. Ch.*, n° 48, p. 769, Liepzig, 1880.

coup insisté sur les avantages de la résection d'une côte : ce qui, nous venons de le dire, parfois rend de grands services. Cette opération peut être peu étendue (2 cent.) et sous-périostée.

Terminons-en avec ces modifications de technique, en disant que Debove et Courtois-Suffit recommandent vivement de ne jamais faire la pleurotomie sans avoir auparavant pratiqué une ponction exploratrice : je ne suis pas certain que ce soit chose indispensable pour les chirurgiens.

Mais voici l'opération faite : nous savons de quel genre de pansement nous allons tout à l'heure nous servir ; auparavant *ferons-nous un lavage?* C'est une question sur laquelle on est loin d'être d'accord.

Pour les partisans du lavage, les liquides à employer ne manquent pas; je n'en ferai pas l'énumération et, sans remonter jusqu'à l'eau miellée, le vin aromatique d'Hippocrate et de ses successeurs, je vous indiquerai seulement quelques-unes des solutions vantées encore actuellement. Wagner a employé la solution phéniquée à 2 et 3 0/0, Kœnig à 5 0/0 ; on l'a abandonnée comme toxique. L'eau alcoolisée ne peut avoir que des inconvénients. L'iode a donné lieu à des accidents d'iodisme fort graves. Le permanganate de potasse a été vanté par Fræntzel et employé par lui en solution à 1/500. Moizard, Comby, se sont servis du chloral à 1 0/0; Potain, Kœnig, de l'acide salycilique à 1 et 2 0/0. L'acide borique en solution est bien peu efficace et le chlorure de zinc dangereux. Laveran se serait bien trouvé du crésyl et Vignalou du naphtol.

Mais un des liquides les plus employés est celui à qui Debove et Courtois-Suffit donnent la préférence: a solution de bichlorure, dont on fait un lavage suivi d'une irrigation d'eau bouillie; celle-ci entraîne l'excès de bichlorure et empêche l'intoxication. La solution bichlorurée aurait une action directe très importante sur les microorganismes fixés aux parois de la plèvre :

je me permets d'en douter; passe encore pour les microbes, mais les spores? Et cette action sur la plèvre est-elle d'autre part sans inconvénients? Ne diminue-t-elle pas singulièrement la vitalité des tissus et par conséquent la résistance de ceux-ci aux microorganismes?

Ce sont ces craintes qui ont fait préférer à certains auteurs les lavages avec des sérums artificiels, ou l'eau stérilisée, et qui pour ma part m'empêchent d'employer pour l'empyème un autre procédé que celui que je préconise en général pour toute opération : l'empyème est un abcès que je traite comme un abcès; à partir du moment où j'ouvre la plèvre, je n'ajoute rien à ce qui s'y trouve; l'antisepsie ne sert que pour les parois du thorax et les mains de l'opérateur et s'il y a lieu de faire un lavage, je n'utilise que l'eau simple, bouillie, tout au plus l'eau salée stérilisée.

Comment injecter cette eau? Je n'insisterai pas sur les inconvénients de la seringue et sur sa malpropreté; pourquoi d'ailleurs employer un instrument dont la stérilisation sera toujours au moins difficile quand il est si commode d'user d'un simple entonnoir de verre, auquel fait suite un tube de caoutchouc que termine une canule de verre : le tout est facilement bouilli et stérilisé.

Je disais tout à l'heure, « s'il y a lieu de faire un lavage ». C'est qu'on s'est demandé si celui-ci n'était pas de trop, quel que soit le liquide employé. Depuis longtemps, pour ma part, avec Göschel et König, j'ai conseillé de ne faire le lavage que si le pus était putride. Hache dit de ne faire qu'un seul lavage après l'empyème; Bouveret de ne laver que rarement et même de s en abstenir si possible. En 1890, Bucquoy (1) proposa nettement d'en revenir à l'empyème simple, non suivie de lavages.

(1) Bucquoy. — *Soc. méd. des Hôp.*, Paris, 1890.

Je vous répète mon opinion : pas de lavages si possible et, si l'on en fait, n'employer que de l'eau stérilisée simple ou salée, du sérum artificiel.

La clinique suffira-t-elle à indiquer celle de ces deux alternatives qu'il faut choisir? L'aspect du pus, son odeur, sont des renseignements insuffisants; la persistance de la fièvre est mieux faite pour nous décider au lavage; mais c'est surtout l'examen bactériologique du pus qui nous renseignera.

Doit-on anesthésier le malade à qui l'on va faire une pleurotomie? On a toujours soutenu que l'anesthésie générale était dangereuse à cause même de l'épanchement pleurétique. Peut-être ces craintes sont-elles exagérées. Il m'est autrefois souvent arrivé, au temps où les malades hésitaient davantage devant une laparotomie, d'opérer des femmes porteuses de très gros kystes de l'ovaire compliqués de doubles épanchements pleuraux: je les faisais anesthésier et n'ai jamais déploré d'accidents. Cependant, j'en conviens, des précautions sont imposées et d'autre part l'anesthésie locale peut parfaitement suffire, que ce soit avec la cocaïne ou avec les réfrigérants, qui, dans ce cas, sont d'un usage très facile.

Si l'empyème a donné lieu à un abcès faisant saillie à l'extérieur (cas dit *empyème de nécessité*), il peut y avoir lieu de se comporter autrement que nous ne l'avons indiqué jusqu'à présent. On ouvrira l'empyème au niveau de la saillie extérieure, si celle-ci occupe une situation déclive ; mais, si elle est élevée sur la cage thoracique, on pratiquera l'incision au lieu d'élection, quitte à ouvrir l'abcès extérieur en même temps et à pratiquer un double drainage.

C'est encore à des drainages multiples que vous aurez recours dans les cas de pleurésies cloisonnées ne communiquant pas entre elles; celles-ci, d'un diagnostic délicat, seront suspectées dans les cas de voussures multiples du thorax, et affirmées, alors que des ponctions faites en des points divers auront ramené des liquides différents.

Parmi les pleurésies localisées, il en est réclamant un traitement spécial, comme, par exemple, la pleurésie interlobaire, que nous étudierons à propos de la pneumotomie.

Les *accidents* et *complications* de la pleurotomie peuvent se diviser en accidents opératoires et en accidents secondaires survenant au cours du traitement.

Parmi les premiers, notons l'*incision sèche* au cas où l'on intervient au niveau d'une adhérence; c'est pour l'éviter que Debove et Courtois-Suffit préconisent la ponction préalable.

La *blessure du diaphragme* et consécutivement, l'*ouverture du péritoine* ont une importance qui, on le conçoit, est directement en rapport avec la nature du pus. Toutefois, le pronostic en est généralement bien moins sombre qu'on ne pourrait le croire tout d'abord. Nous avons vu dans quelles limites il faut se tenir pour savoir éviter cet accident.

La *blessure de l'intercostale* est chose assez rare ; parfois il est difficile de pincer l'artère, il n'y aurait pas à hésiter dans ce cas : on résèque rapidement un fragment de la côte correspondante et dès lors on pince facilement les vaisseaux.

Je vous signale encore comme rareté la *blessure du cœur* déplacé.

Quant aux accidents postérieurs à l'opération, les plus importants sont ceux qui relèvent de l'infection. Ils peuvent être dus à l'infection existant déjà, mais sont plus souvent consécutifs à une infection secondaire.

Parmi ces *accidents infectieux*, signalons les arthrites purulentes, les abcès cérébraux ; ceux-ci paraissent être souvent consécutifs à des embolies qui, on le conçoit, ont grande chance de se produire du même côté du cerveau et sur lesquelles Bouveret a insisté.

Maurice Raynaud a d'autre part décrit le premier, en 1875, certains accidents nerveux, dont l'explication nous échappe en partie. Ce sont des troubles de motilité du côté malade, des attaques syncopales, éclamptiques, des paralysies quelques fois persistantes.

Tels sont les accidents et complications les plus fréquents.

Je veux terminer en vous indiquant à propos des soins consécutifs un mode de traitement connu sous le nom de Siphon de Revillod ou *Procédé de Genève*. Il vous rappellera beaucoup diverses méthodes que nous avons déjà étudiées à propos de la thoracentèse ; mais il est appliqué après pleurotomie et ceux qui l'emploient tiennent, comme l'indique encore une thèse assez récente (1), à ce qu'on ne fasse pas la confusion.

Ce procédé consiste, aussitôt après l'évacuation du pus, à soumettre la cavité pleurale à un vide relatif qui lutte contre la rétraction du poumon.

L'application du procédé se divise en trois périodes : dans la première, l'appareil n'est pas portatif; il se compose d'un tube de caoutchouc faisant siphon et ayant sur son trajet une boule d'appel; une des extrémités s'enfonce à 10 centim. dans la plèvre, l'autre plonge dans une bouteille à demi pleine et située plus bas que le malade ; le point délicat est toujours de bien fermer la plaie par des points de suture et un pansement spécial autour du tube, si l'on veut assurer le vide intra-pleural.

Dans la deuxième période, même procédé, mais la bouteille est plus petite, l'appareil portatif.

Enfin, dans la troisième période, le flacon est supprimé, le tube est fermé par une pince et pour évacuer ce qui s'écoule de celui-ci on se sert d'une seringue.

On ne supprime tout drainage que quand l'état géné-

---

(1) Archawski. — Th. de Paris, 1893.

ral est excellent, quand le liquide sécrété par la plèvre est bien limpide, quand enfin le poumon paraît avoir repris sa situation normale.

N'ayant jamais vu utiliser ce procédé, il m'est impossible de vous formuler une opinion sur sa valeur ; je dirai cependant qu'il me paraît difficile à bien appliquer et il doit exposer à des infections secondaires de la plèvre, comme d'ailleurs tous les siphons dont je vous ai entretenus après la ponction du thorax.

CHAPITRE III

Thoracoplastie.

TROISIÈME LEÇON.

Messieurs,

Dans une précédente leçon, nous avons étudié à propos de l'empyème, les divers procédés utilisés pour évacuer le pus contenu dans la plèvre; mais cette évacuation du pus doit-elle toujours suffire ? A la place de celui-ci va se produire un espace mort déterminé par la rétraction du poumon et la rigidité de la paroi costale. Ajoutez à cela, que si la pleurésie purulente est ancienne, le poumon se trouve encapsulé par une coque résistante qui rendra presque impossible sa dilatation.

Or, on a constaté qu'il se faisait normalement, au niveau de ces vieilles pleurésies chroniques, un lent aplatissement de la paroi qui tend à se rapprocher du poumon, à diminuer l'espace mort; d'où la pensée d'obtenir plus rapidement et plus complètement un résultat analogue en désossant une partie de la paroi thoracique qui, dépourvue de son squelette, perd sa rigidité et se déprime plus aisément.

C'est en 1879 qu'un article, paru dans la *Revue de Médecine et de Chirurgie* (1), nous faisait connaître en France l'opération d'Estlander; mais elle avait été pratiquée par lui en 1876 et publiée l'année suivante.

---

(1) Estlander (d'Helsingfors). — *Résection des côtes dans l'empyème chronique*; in *Revue de Médecine et de Chirurgie*, t. III, p. 156 et 885, Paris, 1879.

Depuis lors, on s'est aperçu qu'Estlander n'avait pas manqué de précurseurs. Dès 1859, Roser avait fait des résections costales dans un but analogue ; dix ans plus tard, Simon (d'Heidelberg) renouvelait les mêmes tentatives suivies de celles de Peytavy (1), de Schneider (2), de de Cerenville à Lausanne (1878-79). Mais ce n'est pas seulement à l'étranger que furent les précurseurs d'Estlander, et comme le dit Polosson (3), c'est surtout en France, à la Faculté de Lyon, qu'a été proposée et régulièrement exécutée cette opération : c'est en 1875 que Gayet en émettait l'idée et que Létievant la mettait en pratique. La même année, Paulet présentait à ce sujet, un rapport à la *Société de Chirurgie*, et malgré le succès du chirurgien lyonnais, il n'acceptait cette intervention qu'avec de nombreuses réserves. Toutefois, à la suite de bien des discussions et voulant ménager un peu tout le monde, on a baptisé cette opération : opération Gayet-Létievant, dite d'Estlander.

Parmi les premiers chirurgiens l'ayant pratiquée en France, citons Weiss (de Nancy) en 1881, Poncet (de Lyon) en 1872, Bouilly (de Paris), la même année. En 1883, P. Berger présentait un rapport sur ce sujet à la *Société de Chirurgie* : il y publiait quatre cas inédits qui, en s'ajoutant à ceux déjà connus, portaient à 26 le nombre des interventions, dont 10 guérisons et 5 améliorations. Depuis P. Michaux a publié un travail sur le même sujet dans la *Gazette des Hôpitaux* (1888). La même année, au *Congrès français de Chirurgie*, Le Fort, Duret, J. Bœckel, Ollier, Delorme, Trélat, Thiriar prenaient part à une longue discussion à propos de cette opération.

Mais déjà certains chirurgiens modifiaient le procédé primitif. Max Schede (4) proposait de réséquer la paroi

---

(1) Peytavy. — *Berlin. klin. Wochens.*, 1876.

(2) Schneider. — *Langenbeck Arch.*, Berlin, 1878.

(3) Polosson.— *Lyon médical*, 1884 ; n° 8, p. 267, et n° 47, p. 402.

(4) Wagner. — *Opération de Schede* ; in *Volkmann's Samlung klinische Vortræge*, 1881, n° 197, p. 1791.

dans toute son épaisseur et d'appliquer directement la face profonde de la peau à la plèvre pulmonaire (1881). J. Bœckel (1886) préconisait l'incision en croix et le raclage de la plèvre. Nous étudierons tout à l'heure ces procédés, en même temps que ceux plus récents de Quénu (1891), de H. Delagénière (1894) et de Boiffin (1895).

L'*Opération* dite *d'Estlander* peut être divisée en quatre temps. Dans le premier, on incise les parties molles ; dans le deuxième on pratique la résection des côtes ; le troisième est consacré au traitement de la plèvre et le quatrième au drainage et à la suture.

Mais tout d'abord se pose la question de l'anesthésie ; on l'a considérée comme dangereuse, vu l'état du poumon ; c'est, en effet, une raison pour redoubler de précautions, mais l'anesthésie générale n'en est pas moins obligatoire.

Le malade est couché sur le côté sain, car c'est sur la région thoracique latérale qu'on va faire porter la résection ; or, quelles en seront les limites extrêmes? En haut la troisième côte, en bas la huitième. On est monté plus haut, il est vrai : Delorme a même réséqué la première côte, ce qui est d'ailleurs inutile ; on peut descendre plus bas, comme H. Delagénière ; mais ce sont alors des procédés spéciaux qui s'éloignent de l'opération typique d'Estlander. Quant aux limites en avant et en arrière, rappelons que c'est entre les lignes axillaires antérieure et postérieure qu'il est préférable de pratiquer la résection ; toutefois, on peut aller en avant et en arrière de ces lignes ; on peut enlever jusqu'à dix centimètres de longueur d'os au niveau de la huitième côte.

Estlander faisait une incision cutanée au niveau de chaque côte à réséquer ; on s'est ensuite contenté d'une incision pratiquée au niveau de l'espace intercostal pour enlever les côtes adjacentes, et plusieurs chirurgiens préconisent encore ce procédé. Puis on a voulu se contenter d'une incision verticale, qui ne paraît pas suffire si l'on veut faire une large résection de chaque côte. P. Berger a beaucoup vanté l'incision en T droit ou renversé (⊥) ; Bouilly l'incision en V; c'est du reste celle-ci que j'ai toujours employée sans bien m'expliquer les reproches qu'a cru devoir lui adresser Thiriar. Trélat préférait l'incision en forme d'H couchée(⌶)qui permet de pratiquer deux volets : c'est aussi l'incision que préconise Michaux. Enfin l'incision en L est d'après J. Bœckel celle qui permet les résections les plus faciles.

Pour ce qui est de la taille du lambeau, on aura soin qu'il soit épais afin que ses tissus restent plus facilement alimentés : on rasera donc la cage thoracique d'aussi près que possible, en détachant les parties molles.

La résection des côtes constitue le deuxième temps ; quant au périoste, il est logique de l'enlever, étant donné l'affaissement de la paroi que l'on recherche et la rapide production osseuse qui a tendance à se faire ; mais d'autre part, l'ablation de son feuillet profond est parfois difficile et l'on aura avantage dans certains cas à se contenter d'enlever le feuillet périostique superficiel.

Pour pratiquer la section de la côte, on peut employer deux procédés différents. P. Berger conseille de sectionner de suite la côte à sa partie moyenne, puis on saisit chacun des fragments l'un après l'autre, on les soulève, on les libère en rasant leur face profonde, et on sectionne chacun une seconde fois. Le second procédé consiste à faire de suite la section costale le plus en arrière possible, puis libérant le fragment, on le sectionne la seconde fois, aussi en avant qu'on le peut. H. Delagénière va plus loin et sans faire de section antérieure, il enlève par torsion le fragment de côte : celui-ci cède au niveau du cartilage sterno-costal. Cependant le procédé de P. Berger paraît préférable pour les vieilles pleurésies alors que se sont produites des ossifications au niveau des espaces intercostaux.

L'opération peut en rester là et se terminer de suite par la suture et le drainage ; mais souvent, l'épaississement considérable de la plèvre, la présence de nombreuses fausses membranes dans son intérieur, feront craindre que ses feuillets aient peu de chance de s'appliquer l'un à l'autre; on cherchera à la modifier en curettant le trajet fistuleux, en poursuivant même le curettage intra-pleural, aussi loin que possible, en pratiquant, dans l'intérieur de la cavité pleurale, des injections au chlorure de zinc à 2 ou 5 0/0.

Certains chirurgiens plus audacieux ont voulu ouvrir largement cette plèvre malade : le *procédé de Schede* est un des plus connus; celui-ci après avoir soulevé un lambeau en U, résèque trois ou quatre côtes sur une longueur de 10 à 12 cent.; puis ensuite il enlève complètement ce qui reste à ce niveau du plastron thoracique, c'est-à-dire les muscles intercostaux et la plèvre en même temps : il fait à mesure l'hémostase des intercostales. Le lambeau cutané reste seul pour être appliqué sur la plèvre pulmonaire : ce lambeau est mince, peu nourri bien qu'on le suture à la paroi, aussi ce procédé semble tout d'abord inquiétant : les trois cas de Schede tendraient cependant à le faire considérer comme acceptable. Wiesinger a imité ce procédé à Hambourg, mais sans obtenir de guérison absolue; Roswell Park l'a aussi employé.

Plus simple et plus prudent paraît le mode de faire de J. Bœckel (1886); celui-ci se contente de pratiquer après le désossement, une incision cruciale de la paroi musculo-pleurale : par cette ouverture suffisante, il traite la face interne de la plèvre, comme il le ferait pour un abcès froid. C'est à un résultat semblable qu'aboutit Bouilly en conseillant la large ouverture de la plèvre.

Delorme (1) aussi préconise cette ouverture au moyen d'une longue incision verticale faite sur ce qui reste de paroi, une fois le lambeau cutané soulevé et le désossement pratiqué ; mais dans la pensée de Delorme, cette

(1) Delorme. — *Congr. de Chir.*, Paris, 1888, p. 229.

incision a surtout pour but de faciliter le refoulement de la paroi à laquelle on aide en pratiquant une forte compression à ce niveau.

Le quatrième temps de l'opération consistera à drainer et faire la suture. Mieux vaut se servir d'un drain volumineux; on aura soin de le placer au point le plus déclive, dans la ligne axillaire, vers le bord spinal de l'omoplate: cette déclivité du drain est chose importante; nous verrons tout à l'heure comment le procédé de H. Delagénière permet plus sûrement encore de pratiquer le drainage du cul-de-sac pleural; enfin, n'oubliez pas de fixer le drain pour éviter sa chute dans la plèvre.

C'est avec soin que, pour terminer, vous ferez la suture du lambeau, car ce lambeau est mal nourri, et vous devez augmenter, autant que faire se peut, ses chances de bonne et de prompte réunion. C'est la même raison qui me fait préférer encore pour cette opération l'asepsie à l'antisepsie.

Quoique les suites soient parfois fort simples, surtout chez les jeunes sujets, on n'en doit pas moins considérer l'opération comme sérieuse; aussi voyons-nous Michaux en tirer cette conclusion qu'on ne doit y avoir recours qu'en dernier ressort.

C'est à la conclusion *inverse* que j'aboutis pour ma part.

La statistique faite en 1888 se répartit ainsi:

Guérisons.	27
Guérisons avec petites fistules . .	5
Guérison temporaire, mort de néphrite	1
Morts	10

soit 64 0/0 de guérisons, ce qui n'est, à coup sûr, pas très encourageant; mais pourquoi depuis lors les résultats ont-il été meilleurs? N'est-ce pas en partie à cause de la précocité de l'intervention? et le meilleur moyen d'éviter une opération ultérieure grave, n'est-il pas de faire de suite une opération qui l'est relativement moins ? Aussi vous dirai-je : opérez de bonne heure, n'attendez pas que la suppuration ait épuisé votre malade, que la plèvre soit par trop épaissie, que le poumon ne puisse plus se dilater.

A l'opération qui vient de nous occuper, on a fait un certain nombre de reproches ; on a dit surtout qu'elle ne permettrait pas un suffisant effacement de la cavité ; Delorme a même traduit ce reproche sous une forme d'apparence mathématique. Il admet en principe, que le meilleur résultat que l'on puisse attendre de l'opération est de remplacer la convexité de la région opérée par une surface plane, l'arc costal qu'on enlève par la corde qui le sous-tend ; or, dit-il, si l'on enlève 20 centim. de chaque côte, ce qui constitue déjà une bien large résection, de combien la paroi sera-t-elle déprimée ? de la distance mesurée exactement par la flèche de l'arc sous-tendu ; et de combien est cet arc ? de 3 cm. : c'est un médiocre résultat. Aussi Delorme en arrive-t-il à conseiller la résection verticale de toute la paroi et le refoulement du lambeau cutané de dehors en dedans. J. Bœckel se plaint aussi que cette opération ne diminue pas suffisamment l'espace mort et qu'en particulier il reste entre le poumon rétracté sur son hile et la partie postérieure de la côte, un vide que l'opération ne fait rien pour combler : il faudrait que la résection costale se puisse faire plus en arrière.

Il y a certes du vrai dans ces critiques, mais il faut toutefois accueillir avec réserve les raisonnements d'apparence aussi rigoureusement mathématiques que ceux de Delorme. D'après ce qu'il dit, on ne voit pas comment la guérison pourrait jamais se faire : or, elle se fait et l'explication vous l'avez, Messieurs, ici sous vos yeux. Voici le moulage d'un opéré de Quénu : celui-ci a appliqué son procédé que nous allons étudier et auquel on pourrait reprocher de permettre un affaissement de la paroi, bien plus étendu, mais moins accentué que dans celui d'Estlander; or, que voyez-vous au niveau de la région où avait porté l'opération : une dépression profonde; la convexité thoracique y a été remplacée par une concavité et non par la surface plane que Delorme considère à tort, comme ce que l'on peut attendre de mieux.

Néanmoins, il faut bien reconnaître que la résection telle que la propose Estlander a des inconvénients : on devait chercher à faire mieux. Nous avons déjà vu quelles modifications y ont apportées Schede, E. Bœckel, Bouilly, Delorme et ceux qui, d'une façon générale complètent l'Estlander par une intervention pleurale : leurs procédés ont été décrits plus ou moins longuement pendant le Congrès de Chirurgie de 1888.

Mais je préfère insister sur certaines tentatives postérieures à celles-ci et s'écartant davantage de l'opération primitive d'Estlander ; je veux parler des opérations de MM. Quénu, H. Delagénière (du Mans) et Boiffin (de Nantes).

Quénu a appliqué son procédé pour la première fois en octobre 1890 ; celui-ci a été décrit depuis par le Pr Verneuil dans un rapport à l'Académie de Médecine, puis encore dans différentes thèses (1).

Parvenir avec de moindres dégâts à un résultat sensiblement analogue à celui d'Estlander, tel est l'objectif que se propose Quénu. Est-il besoin, en effet, pour obtenir un affaissement de la paroi thoracique d'intéresser aussi largement les parties molles, d'enlever en totalité une portion du squelette qu'on pourrait seulement refouler ? De là le projet de ne pas supprimer un long fragment de chaque côte, mais de comprendre ce fragment entre deux courtes résections de la même côte et de lui permettre ainsi, en s'affaissant suffisamment,

(1) Verneuil. — *Rap. à l'Ac. Médec.*, Paris, 29 mars 1892. — René Cultru. Th. de Paris, 1892. — Gessen. Th. de Paris, 1894.

d'aller au devant du poumon rétracté; dès lors, les larges dégâts des parties molles deviennent inutiles ; il suffit de deux incisions parallèles, chacune d'elles permettant les résections successives de tous les fragments costaux, soit en avant, soit en arrière. Voici d'ailleurs le manuel opératoire, tel que Quénu l'avait tracé au moment de sa première intervention.

L'incision verticale postérieure a 15 c. de longueur : on suit le bord axillaire de l'omoplate, on passe entre les fibres du grand dorsal, on sectionne le grand dentelé, on met les côtes à nu. Se servant alors du costotome de Farabeuf, on enlève sur chaque côte un fragment de quelques centimètres. Toutes les côtes peuvent être intéressées depuis la quatrième jusqu'à la dixième. L'épaississement de la plèvre permet de la désinsérer sans crainte de déchirure.

Quant à l'incision antérieure, on la pratique parallèlement à la précédente, en arrière du mamelon. L'incision est limitée en haut par le bord inférieur du grand pectoral ; de même qu'en arrière, les côtes sont réséquées sur 15 à 20 millim. de longueur.

Ces deux incisions verticales peuvent être réunies par une incision transversale passant par la fistule pleurale et formant un H avec les deux précédentes. Cette dernière incision permet l'isolement et l'extirpation de la côte sous-jacente avoisinant la fistule; d'autre part, elle permet encore la large ouverture de la plèvre dont on fixe les lèvres avec des pinces. On peut alors explorer la cavité pleurale, la gratter à la curette, la toucher avec une solution de chlorure de zinc. On suture ensuite les trois incisions, on draine, on applique un pansement sec iodoformé.

Le procédé de Quénu, cause des dégâts relativement peu considérables; on en profite pour faire porter l'intervention sur une surface plus étendue de la paroi costale, pour créer un plus large volet mobile; et ce n'est pas là le seul avantage de la bénignité relative de l'opération : celle-ci étant moins grave, on tarde moins à la faire et elle a d'autant plus de chance de succès.

Depuis que Quénu a pratiqué cette opération, on a découvert qu'Estlander (1) en aurait eu l'idée ; et de fait, celui-ci dit bien que dans certains cas, il y aurait avantage à pratiquer seulement des fractures costales. Il n'en a, en tout cas, jamais fait la tentative. Celle-ci aurait été faite par Wagner de Kœnigshütte (2) : mais l'opération que ce dernier a pratiquée, diffère de celle de Quénu, sur plusieurs points que le Pr Verneuil a bien mis en lumière dans son rapport à l'Académie.

L'opération de Quénu peut du reste être avantageusement modifiée dans tel ou tel cas suivant les circonstances. On ne doit pas, par exemple, être par trop esclave de cette incision transversale passant par la fistule pleuro-cutanée ; toutefois elle rend généralement service en permettant l'exploration de la cavité pleurale et son grattage. D'autre part, l'incision verticale antérieure pourra suivant les cas être portée un peu en dehors ou en dedans du mamelon : mais, à ce propos, on n'oubliera pas la situation de la mammaire interne, en dehors de laquelle il est nécessaire de savoir se tenir. Enfin, en ce qui concerne l'incision verticale postérieure, on pourra la tracer soit en avant du bord axillaire du scapulum, soit entre le bord spinal de cet os et les vertèbres.

Lorsqu'il s'agit d'une pleurésie purulente intéressant toute la plèvre, on pourrait peut-être avoir recours à trois incisions verticales, l'une antérieure, l'autre dans l'aisselle, la troisième en arrière du scapulum; on obtiendrait ainsi deux panneaux thoraciques s'affais-

---

(1) Estlander (d'Helsingfors). — *Rev. mens. de méd. et de chirurgie*, Paris, 1879, p. 168.

(2) *Das Empyem und seine Behandlung* ; in *Klinische Vortræge*, de Richard Volkmann, n° 197 ; Leipzig, 1871, p. 1-791.

sant plus volontiers qu'un panneau trop grand; mais jusqu'à présent cette opération n'a pas été faite.

L'opération de Quénu a été pratiquée cinq fois avec les résultats suivants : deux guérisons complètes, une mort, deux guérisons avec fistules.

Tout différent est le point de vue auquel se place mon élève et ami, H. Delagénière, cherchant un nouveau mode de thoracoplastie. Certes, il juge utile de donner à la paroi une mobilité qui lui permette de se rapprocher du poumon, mais il croit aussi qu'on peut compter sur la dilatation de ce dernier pour effacer l'espace mort, à condition de ne pas trop tarder. Seulement, pense H. Delagénière, pour espérer en un pareil résultat, il faut à tout prix éviter le séjour du pus entre le poumon et la plèvre.

Or, ce pus, on ne peut empêcher qu'il se produise pendant un certain temps ; ni les grattages, ni les lavages ne vont le tarir d'un jour à l'autre : il faut donc le drainer, et c'est là le point délicat. Dans tous les procédés pratiqués jusqu'alors, le drainage ne se fait pas au point déclive ; au-dessous du drain, reste le cul-de-sac costo-diaphragmatique, et, dans celui-ci, s'accumule le pus. Si l'on veut empêcher ce dernier d'y séjourner, il faut prolonger le désossement de la cage thoracique bien plus bas qu'on ne le fait, il faut placer le drain au fond même du cul-de-sac pleural. Alors, non seulement on obtiendra un drainage vraiment utile, mais on aura du même coup détruit le cul-de-sac lui-même. Or, ce cul-de-sac avait encore ce grave inconvénient, une fois séparé des feuillets pleuraux, d'être la partie de l'espace mort la plus difficile à combler ; car il est, d'une part, limité par la cage thoracique rigide, et, d'autre part, même à l'état physiologique, il n'est rempli par le poumon qu'en partie et seulement pendant un temps de la respiration.

Supprimer le cul-de-sac costo-diaphragmatique, tel est donc le résultat que se propose H. Delagénière : mais quelles sont exactement les limites de ce cul-de-sac (1)? Le diaphragme, dit Delagénière, s'étend de l'appendice xyphoïde en avant à la douzième dorsale en arrière, mais sa convexité laisse le poumon descendre plus bas à la périphérie qu'au centre. Dans l'expiration, le poumon remonte jusqu'au sixième espace, d'après Richet. Pour Sappey, le bord du poumon descend, en arrière au bord inférieur de la dixième côte, en avant au bord inférieur de la cinquième côte à gauche. Sa situation est donc représentée par une ligne fictive étendue, du cinquième espace en avant, au bord inférieur de la dixième côte en arrière. Cette ligne croise les sixième, septième, huitième, neuvième côtes ; celles-ci doublent donc le cul-de-sac pleural, et l'on devra les réséquer, tant pour permettre l'affaissement de la paroi que le drainage du cul-de-sac. La ligne d'élection réunit le point où se croisent la huitième côte et la ligne axillaire antérieure et le point où se croisent la neuvième côte et la ligne axillaire postérieure.

Le malade est couché sur le côté sain : le chirurgien est placé en face de lui ; le bras du patient est soulevé, le moignon de l'épaule porté en haut et en arrière. On recherche alors les trois points de repère suivants : le bord axillaire de l'omoplate, l'angle de l'omoplate, la huitième côte qu'on détermine avec grand soin, car c'est elle qui va guider pour la première incision. La ligne axillaire postérieure est à peu près déterminée en prolongeant jusqu'à la huitième côte le bord axillaire de l'omoplate. En avant, la ligne qu'on recherche est celle qui passe par les insertions des septième, huitième et neuvième côtes, aux cartilages ; cette ligne est sensiblement parallèle à la précédente. On tracera donc la première incision sur la huitième côte ; elle commencera en arrière, à la rencontre de la ligne axillaire pos-

(1) H. Delagénière. — *Contribution à l'étude de la chirurgie du poumon* ; in *Arch. prov. de Chirurgie*, Paris, 1894 ; t. III, p. 1-42.

térieure avec cette côte et se prolongera en avant, jusqu'au point où la côte remonte vers le sternum. Les deux autres incisions toutes deux ascendantes sont menées aux extrémités de la première : l'incision postérieure, selon la ligne axillaire postérieure, l'incision antérieure parallèlement à celle-ci. La longueur de ces deux incisions ascendantes varie avec l'importance du volet qu'on veut soulever ; elles ont en moyenne six à huit cent. et peuvent d'ailleurs être prolongées au cours de l'opération.

On détache alors, en rasant les côtes; le lambeau en U, ainsi délimité : les huitième, septième, sixième côtes, sont à nu ; on commence par réséquer la huitième et pour cela, aussi en arrière que possible, on incise le périoste, on le décolle à la rugine dans une petite étendue et on tranche la côte d'un coup de costotome.

Avec le davier on saisit alors le fragment antérieur au point de la section ; on le soulève, on décolle rapidement de la plèvre sa face profonde et on l'enlève par torsion : la côte cède au niveau de son cartilage. On agit de même pour les septième et sixième côtes, parfois pour la neuvième que l'incision cutanée suffit largement à mettre à nu.

Ceci fait, on ouvre la plèvre, sans se préoccuper du siège de la fistule pleurale, mais au point déclive, au niveau de la huitième côte ; et l'incision de la séreuse n'est pas faite petite de façon à y introduire prudemment un doigt, mais large au contraire, permettant l'introduction de la main tout entière qui explore aisément l'intérieur de la plèvre. Cette large incision permettra de placer le drain au point le plus favorable, dans le fond du cul-de-sac costo-diaphragmatique ; autour du drain seront suturées et la plèvre et les parties molles, enfin superficiellement la peau.

H. Delagénière a eu l'occasion de pratiquer trois fois cette opération pour des pleurésies purulentes et il a obtenu trois succès. Mais il croit qu'elle peut avoir bien d'autres applications (1), la considérant comme le premier temps de toute intervention sur le poumon : il en a fait l'heureuse expérience pour une gangrène du poumon, un kyste hydatique et un abcès du poumon. Nous reviendrons sur cette nouvelle application de la méthode à propos de la pneumotomie.

Je veux maintenant vous indiquer le principe d'une méthode appliquée une seule fois sur le vivant par un chirurgien distingué de Nantes, le regretté Boiffin ; depuis sa tentative, l'opération a été longuement étudiée sur le cadavre par un de ses élèves, J. Gourdet (2). Le procédé de Boiffin est tout différent de celui qui précède ; avec lui nous en revenons à la recherche du meilleur moyen pour supprimer ou diminuer autant que possible l'espace mort.

L'opération d'Estlander ne permet l'affaissement que d'une partie insuffisante de la paroi thoracique. Celle de Quénu est à ce point de vue bien préférable, mais cependant ne permet pas l'affaissement général de la paroi : elle laisse dans la gouttière vertébrale, en arrière du moignon pulmonaire, entre lui et la paroi postérieure, un espace mort que rien ne vient modifier. Ne pourrait-on agir plus largement encore, et permettre à l'ensemble de la paroi, aux côtes dans toute leur longueur de se rapprocher de la ligne médiane ? Pour arriver à ce résultat, on pourrait en avant se servir de la flexibilité des cartilages costaux ; mais en arrière, il faudrait faire porter la résection sur la partie de la côte la plus voisine de la colonne vertébrale ; or à ce niveau l'épaisseur de la couche musculaire, la situation du scapulum ne sont-elles pas des impossibilités à la résection ? L'unique opération pratiquée par Boiffin et les expériences cadavériques de J. Gourdet tendraient à nous montrer cette

(1) H. Delagénière. — *Congrès de Chirurgie*. Paris, 1895, p. 107.
(2) J. Gourdet. — *Nouveau procédé de thoracoplastie*. Thèse Paris, 1895.

intervention comme moins difficile qu'on serait d'abord tenté de le croire.

En voici, au reste, le manuel opératoire; on mène une incision verticale de la sixième côte à la douzième, à 3 cent. en dehors des apophyses transverses; l'omoplate s'écarte facilement et dégage le champ opératoire. Les plans musculaires qu'on met à nu dans cette région sont plus minces et moins encombrants qu'un peu plus en dehors; rapidement, on tombe sur les divisions du sacro-lombaire, facilement détachées de bas en haut. Le segment postérieur de la côte est alors à nu : on le dépouille de son périoste et par le procédé du Pr Berger, on résèque ce segment sur une longueur de moins de 7 cent. L'extrémité externe de ce fragment est coupée à 6 ou 7 cent. de l'articulation costo-transversale; l'interne à 1 cent. de cette articulation qu'il ne faut pas ouvrir. Ceci fait, le thorax s'aplatit facilement, grâce à l'élasticité des cartilages costaux; l'arc costal dans son ensemble, tend à se rapprocher de la corde qui le sous-tend. Pour le maintenir en place on fait la suture des segments osseux dont les extrémités taillées à angles aigus s'appliquent l'un à l'autre sur une plus large surface. On réunit ensuite, plan par plan, les parties molles et enfin la peau.

Telle est l'opération que décrit Gourdet; elle diffère un peu de celle qu'a pu pratiquer Boiffin : ce dernier, du reste, n'a eu l'idée de la méthode complète qu'au cours de l'intervention; il n'a pu pratiquer celle-ci qu'en deux fois, dans des conditions défectueuses, et le malade est mort à la suite de la deuxième intervention.

Si donc ce procédé paraît théoriquement le meilleur pour effacer la gouttière costo-vertébrale que respectent les autres méthodes, il ne faut toutefois pas le considérer comme entré dans la pratique, mais comme actuellement à l'étude.

Parmi les méthodes proposées pour remplacer l'Estlander, je dois vous signaler celle de Delorme (1) qui consiste à soulever temporairement un volet thoracique comprenant à la fois les parties molles et les côtes. Ce volet présentant la direction oblique des côtes, s'étend en haut jusqu'à la troisième, en bas jusqu'à la sixième; sa base est postéro-supérieure. Pour le tracer, on pince et on lie à mesure les artères intercostales, on sectionne les côtes et on les réséque dans une faible étendue en arrière, mais sans intéresser la peau et les parties molles sus-jacentes. Le volet ainsi formé est analogue à celui qu'on trace parfois dans la boîte cranienne : il se soulève comme le feuillet d'un livre et peut, après l'opération, se rabattre et refermer complètement le thorax.

Y a-t-il grand avantage à fermer ainsi une cavité qui suppure? L'intervention pleurale que permet cette ouverture, la décortication pulmonaire au cas où elle est possible, suffiront-elles à remettre dans leur état normal et la plévre et le poumon? Je ne veux pas insister davantage sur ce point, attendu que cette méthode, quoique susceptible de remplacer l'Estlander d'après son auteur, ne constitue pas une thoracoplastie à proprement parler, et que d'autre part, elle paraît convenir plus encore qu'aux pleurésies purulentes, à certaines interventions pulmonaires dont nous nous occuperons ultérieurement.

(1) Delorme. — *Contribution à la chirurgie du poumon;* in *Congrès de Chirurgie*, 1893, p. 422.

CHAPITRE IV

Chirurgie de la Plèvre pulmonaire.

QUATRIÈME LEÇON.

Messieurs,

Nous avons étudié, dans les précédentes leçons, les opérations portant exclusivement sur la plèvre : nous étudierons dans la prochaine celles qui constituent la chirurgie pulmonaire proprement dite : pneumotomie et pneumectomie. Mais entre les deux, la limite n'est pas précise et il existe une série d'opérations qui intéressent au même chef la plèvre et le poumon. Les deux organes ont des rapports trop étroits pour que leur chirurgie ne se confonde pas sur plus d'un point.

Les opérations que nous avons étudiées jusqu'à présent portaient toutes sur le feuillet pariétal de la plèvre ; mais il en est qui sont dirigées sur le feuillet viscéral ; cependant il est impossible qu'elles n'intéressent pas aussi le parenchyme pulmonaire.

La *suture* du poumon après traumatisme porte en même temps et sur la séreuse et sur le tissu qu'elle recouvre ; de même pour l'occlusion de l'orifice d'un pneumothorax.

La *décortication* du poumon, que nous verrons ensuite, a pour but de libérer le poumon de la coque que lui forme parfois la plèvre épaissie, mais le poumon lui-même ne prend que trop souvent part à l'intervention.

Enfin si nous considérons la *pleurésie interlobaire*,

la seule dont le contenu se trouve enveloppé uniquement par la plèvre viscérale, nous voyons que le traitement, usité jusqu'ici, consiste, le plus souvent, à aller au-devant du pus, à travers le parenchyme pulmonaire, en faisant par conséquent une véritable pneumotomie.

Dans cette leçon, j'ai voulu grouper les opérations portant sur la plèvre viscérale; mais je tiens à vous faire remarquer que nous entrons dès lors dans la chirurgie du poumon.

Nous allons donc successivement étudier: la suture, la décortication du poumon, et le traitement de la pleurésie interlobaire.

La *suture du poumon*, peut être tentée, à la suite d'un traumatisme ayant déchiré le poumon, ou bien à la suite d'une affection médicale ayant déterminé une communication anormale entre les canaux bronchiques et la plèvre, autrement dit un pneumothorax.

L'intervention à la suite d'une *plaie pulmonaire* a, depuis longtemps, donné lieu à discussion, mais à un tout autre point de vue que celui de la suture. La question se posait le plus souvent sous cette forme : Lorsque après une plaie thoracique ayant intéressé le poumon, un hémothorax se produit, faut-il le ponctionner ? N'est-ce pas là le meilleur procédé pour parer aux accidents immédiats de dyspnée et en même temps pour empêcher l'hémothorax de devenir plus tard purulent ?

Mais, d'autre part, cette évacuation de la plèvre ne crée-t-elle pas une chance nouvelle d'hémorragie pulmonaire? Le sang déjà épanché pouvait faire l'hémostase par la pression même qu'il déterminait sur le poumon : supprimer cette compression n'était-ce pas inviter la plaie du poumon à saigner à nouveau? De là, deux opinions extrêmes et beaucoup d'opinions intermédiaires. Les uns ponctionnaient toujours et les autres jamais ; les uns voulaient qu'on attendît un certain temps pour vider l'hémothorax, d'autres qu'on ne le vidât qu'en partie seulement, pour parer aux accidents très graves de suffocation.

Mais je n'insiste pas sur ces diverses opinions développées il y a longtemps dans la thèse d'agrégation de Benjamin Anger (1) et depuis dans la thèse de Ch. Nélaton (2) ; elles ne s'adressent qu'au traitement du sang déjà épanché et n'envisagent pas la possibilité d'agir sur la plaie du poumon elle-même.

On tend cependant aujourd'hui, chaque fois qu'un vaisseau saigne dans une région quelconque, à aller à sa recherche et à obtenir l'hémostase directe.

Or, ce qui semble possible et pour l'abdomen et pour la cavité de la tête, ne le serait-il pas pour le poumon ?

C'est en 1885, qu'Omboni (de Crémone) (3) tenta une intervention de ce genre pour une large plaie du poumon déterminée par un coup de feu. Une incision de 13 cent. fut faite à la hauteur du troisième espace intercostal et permit de découvrir le sommet du poumon qui avait été blessé ; ce sommet fut attiré dans la plaie, lié dans un double nœud de catgut et reséqué ; puis on réduisit la ligature et on ferma la plaie : même opération sur un autre point blessé, soit l'extrémité antéro-externe du lobe inférieur, contiguë au péricarde et au diaphragme. Le malade mourut au bout de sept jours probablement de pyohémie. Comme on le voit, il s'agissait dans ce cas d'une résection, bien plus que d'une suture du poumon.

Delorme (4) se comporta un peu différemment chez

---

(1) Benjamin Anger.— *Plaies pénétrantes de poitrine*. Th. agr., Paris, 1866.

(2) Ch. Nélaton. — *Épanchements de sang dans les plèvres consécutifs aux traumatismes*. Th. de Paris, 1880.

(3) Omboni. — *Annali universali di medic. et di chirurg.*, janvier 1895.

(4) Delorme et Robert. — *Semaine médicale*, Paris, 1893, p. 150. — Delorme. *Contribution à la chirurgie de poitrine* ; in *Congrès de Chirurgie*, Paris, 1893, p. 422.

un officier qui s'était porté quatre coups de couteau dans la poitrine : un hémothorax s'était produit aussitôt; mais ce n'est que trois jours après que Delorme eut l'occasion d'intervenir. Il pratiqua un large volet thoracique, mit à nu les plaies du poumon qu'il sutura à la soie. Le malade mourut un quart d'heure après l'opération.

Michaux (1) fut assez heureux pour obtenir la guérison chez un jeune homme qui s'était tiré un coup de revolver à deux travers de doigt en dehors du mamelon; 18 heures après l'accident, l'état d'anémie était tel qu'on se décida à intervenir ; on tailla un grand lambeau cutané en U et on réséqua dix centimètres des septième et huitième côtes. La paroi thoraco-pleurale étant alors incisée comme les téguments, par l'ouverture ainsi faite s'échappe du sang et de l'air qu'on évacue, et en rejetant en dehors le bord antérieur du lobe inférieur, on voit le sang sourdre au-dessous du pédicule, vers le point où les branches vasculaires inférieures pénètrent dans le poumon ou en sortent. Jugeant alors qu'il ne serait pas prudent de placer une pince hémostatique sur ce point dans la crainte d'oblitérer un gros vaisseau, Michaux se contenta de conduire jusqu'à la plaie pulmonaire une mèche de gaze iodoformée; puis il referma la plaie après avoir drainé la plèvre. La guérison fut complète.

Voilà trois cas pour lesquels on a agi directement sur la plaie du poumon, mais par des procédés différents : Omboni a fait une résection pulmonaire, Delorme une suture, Michaux une compression par tamponnement avec de la gaze iodoformée.

Les observations de ce genre sont encore trop peu nombreuses pour qu'on puisse être fixé sur le manuel

---

(1) Michaux. — *De l'intervention chirurgicale immédiate dans les plaies de poitrine par balle de revolver* ; in *Congrès de Chirurgie*, Paris, 22 octobre 1895, p. 89.

opératoire préférable, mais je crois que l'avenir est à l'intervention portant directement sur la plaie du poumon.

Celle-ci n'est pas toujours consécutive comme dans les cas précédents à un traumatisme ; elle peut se produire au cours d'affections médicales déterminant l'ouverture d'une bronche dans la plèvre : c'est le *pneumothorax médical*, qui, presque toujours alors, est un pyopneumothorax.

Celui-ci peut-il être traité chirurgicalement avec avantage ? La question a été discutée à Paris à la Société médicale des hôpitaux, le 13 novembre 1891, et l'opinion générale a été peu favorable à l'intervention. Seul Merklen s'appuyant sur une observation personnelle s'en est montré presque partisan. Debove, Rendu, Netter semblent plutôt opposés ; Richardière cite un cas qu'il considère comme favorable. Galliard (1) dans un ouvrage sur le pneumothorax, fait remarquer que les tentatives ont jusqu'à présent donné plus d'insuccès que de succès ; il constate que Leyden n'a eu que deux succès sur quatre cas de pyopneumothorax tuberculeux et Guttmann, un succès sur trois cas ; il pense donc qu'on doit s'abstenir chez les tuberculeux.

Ce n'est pas, en effet, parmi ces derniers qu'il nous faut chercher ni les premiers succès, ni les guérisons complètes. Le pyopneumothorax qu'opéra Guermonprez (2), professeur à la Faculté libre de Lille, s'était développé au cours d'une pleurésie suite de scarlatine. La résection costale qui fut pratiquée permit de mettre à nu une fistule broncho-pulmonaire de 4 centim. de hauteur ; on sutura celle-ci au catgut ; la convalescence fut longue, mais la guérison fut complète.

---

(1) Galliard. — *Le Pneumothorax*. Biblioth. Charcot-Debove. — *Médecine moderne*, 7 mars 1894, p. 291.

(2) Guermonprez. — *Société médicale des Hôpitaux*, Paris, 14 Juin 1889. — *Gazette des Hôp.*, Paris, 1892, t. LXV, p. 999.

C'est par un procédé un peu différent, et en utilisant sa méthode de volet thoracique que Delorme (1) en 1895, intervenait sur un malade du service de Reynier; la fistule pleuro-pulmonaire fut fermée par deux points de suture, la communication avec les bronches parut oblitérée; malheureusement le malade qui était tuberculeux vit s'ouvrir par la suite une fistule pleuro-cutanée.

C'est qu'en effet, dans le pyopneumothorax l'infection de la plèvre constitue le facteur le plus important et son traitement l'élément principal du succès. Aussi voyons-nous Lardy (2) (de Constantinople) intervenant dans un pyopneumothorax suite de grippe, se contenter d'aviver et de curetter la fistule pulmonaire. Puis après avoir eu la chance de décortiquer facilement le poumon, il fit un tamponnement antiseptique de la plèvre, la draina et sutura les téguments autour du drain: et le malade guérit.

Le résultat obtenu par H. Delagénière (3) est plus intéressant encore, en ce sens qu'il s'agit d'une caverne tuberculeuse communiquant avec la plèvre. Il résèque successivement des fragments des huitième, septième, sixième côtes; il isole la caverne de la plèvre par quatre points de suture, placés à une certaine distance de l'orifice: les suites ont été simples.

Non moins heureux ont été les résultats des deux cas publiés par Gérard-Marchant (4) et cependant il s'agissait de pyopneumothorax chez des tuberculeux. Dans le premier cas, sur deux fistules une seule est suturée, l'autre est inaccessible; dans le deuxième cas, la fistule a des bords friables qui s'effritent et ne permettent pas non plus de pratiquer la suture. Ces orifices

---

(1) Delorme. — *Congrès de Chirurgie*, Paris, 1895, p. 99.

(2) Lardy. — *Corresp. Blatt für Scheiw. Ærzte*, 15 mars 1895, page 167.

(3) H. Delagénière.— *Congrès de Chirurgie*, Paris, 1895, p. 110.

(4) Gérard Marchant. — *Congrès de Chirurgie*, Paris, 22 octobre 1895, p. 81.

se sont toutefois spontanément fermés; aussi Gérard-Marchant pense-t-il qu'il faut donner moins d'importance à l'occlusion immédiate de ces fistules qu'à leur grattage et surtout au traitement de la plèvre ; il trouve trois raisons différentes pour expliquer cette rapide fermeture spontanée : 1° le pus de la plèvre ne passe plus par l'orifice, dérivé qu'il est par le drainage pleural ; 2° la paroi thoracique rendue mobile par l'opération d'Estlander tend à se rapprocher du poumon et la plèvre pariétale tend à s'appliquer sur la fistule ; 3° enfin le poumon en se dilatant tend à rétrécir l'orifice.

Gérard-Marchant insiste aussi sur les dangers du lavage pleural bien faciles à concevoir pour des cas de ce genre.

Le traitement chirurgical du pneumothorax ne peut être encore nettement précisé, vu le petit nombre d'observations publiées; toutefois, quand il s'agit d'un pneumothorax traumatique avec épanchement de sang persistant, l'intervention me paraît très rationnelle.

La question est plus difficile pour ce qui est du pneumothorax médical, surtout celui d'origine tuberculeuse ; et cependant même en ce cas l'opération me paraît très admissible s'il ne s'agit pas d'une tuberculose avancée, mais bien d'un tubercule mal placé, d'une lésion peu étendue mais périphérique ayant de bonne heure créé un pneumothorax. Celui-ci peut s'opposer à la guérison de la tuberculose par les mauvaises conditions où il place le poumon ; en ce cas, supprimer le pyopneumothorax, c'est permettre à la tuberculose elle-même de guérir (1).

Je serais plus réservé, s'il s'agissait d'une large caverne qui, ayant peu à peu ulcéré le parenchyme pulmo-

(1) Voir l'intéressant travail de R. de Boris sur *les indications et les résultats du traitement chirurgical du pneumothorax non traumatique* ; in *Gazette des Hôpitaux*, n°s 71 et 73, Paris, 20 et 25 juin 1896, p. 717 et 738.

naire, se serait finalement ouverte dans la plèvre ; dans ce cas du moins, il ne faudrait pas se contenter de traiter le pyopneumothorax, mais traiter encore la caverne, comme le propose très logiquement H. Delagénière (du Mans) (1).

Je vous disais tout à l'heure que la guérison de la fistule pleuro-pulmonaire tenait moins à son oblitération immédiate qu'au traitement qu'on faisait en même temps subir à la plèvre. Dans ce traitement, il est une forme d'intervention dont je ne vous ai pas encore parlé, car elle porte uniquement sur la plèvre viscérale : c'est la *décortication pulmonaire.*

Celle-ci a été signalée pour la première fois par Delorme, qui depuis s'est fait le défenseur de cette méthode (2). Cet auteur a été frappé de la facilité parfois assez grande avec laquelle le feuillet viscéral ressortant de la plèvre se détachait du poumon et cela alors que la pleurésie était ancienne ; or la résistance de ce feuillet est la cause principale de la rétraction pulmonaire ou du moins de son inextensibilité et celle-ci, pense Delorme, joue un rôle dans la pleurésie chronique au moins aussi considérable que la rigidité de la paroi externe.

Ne pourrait-on débarrasser le poumon de cette carapace résistante et lui rendre par cela même sa souplesse et son extensibilité ?

C'est en mai 1892 que Delorme tenta pour la première fois cette intervention sur un malade présentant un abcès volumineux de la paroi thoracique gauche, abcès tuberculeux avec un diverticule intra-thoracique aussi étendu que la poche extérieure. Après excision de la poche externe, on enlève un volet thoracique de 8 cent. de longueur, sur 12 cent. de largeur. « Je pus alors, dit

(1) H. Delagénière. — *Archives prov. de Chir.*, Paris, 1894, t. III, p. 1-42.

(2) Delorme. — 7e *Congrès de Chir.*, Paris, 1893, p. 422. — Voir encore une autre communication au dernier *Congrès de Chirurgie français*, tenu à Paris en octobre 1896.

Delorme, aisément disséquer au bistouri et avec des ciseaux la paroi épaisse de plus de 1 cent. répondant à la plèvre pariétale et la paroi de la poche qui, non moins épaisse, inextensible et fongueuse, recouvrait le poumon gauche et médiatement le péricarde dans une assez grande étendue. » Le volet rabattu fut réuni par des fils de soie au niveau des espaces intercostaux, la plaie guérit par première intention et les côtes étaient solides au bout d'un mois.

Delorme allait tenter une seconde fois cette opération dont le résultat avait été satisfaisant, lorsque le malade porteur d'un empyème succomba à une maladie intercurrente ; mais, d'après lui, l'autopsie fut aussi concluante que l'eût été l'opération. Ayant appliqué sur le cadavre son procédé de volet thoracique, Delorme chercha à disséquer et abraser la fausse membrane pulmonaire. Cette dissection lui sembla si longue et si difficile qu'il n'aurait pu la pratiquer sur le vivant. Mais dans un point où la fausse membrane avait été linéairement incisée, introduisant sous elle une sonde cannelée, il constata que la séparation en était facile et rapide. Avec l'index glissé entre la fausse membrane et le poumon, elle se décollait si bien qu'en quelques minutes, on pouvait en libérer complètement la surface du poumon : celui-ci était sain, crépitant, extensible. Quant à la membrane dont la séparation avait été si facile, elle avait la résistance du cuir.

La première intervention sur un malade atteint d'empyème et traité sans succès par la pleurotomie, fut lue à l'Académie de Médecine, le 23 janvier 1894, par Delorme (1). Il appliqua le procédé déjà écrit au Congrès de Chirurgie. Après avoir mis à nu la plèvre viscérale par le curage, et l'avoir frottée au moyen de compresses, on l'incisa linéairement, puis on l'ébarba couche par couche avec les ciseaux. De quelques coups de sonde cannelée, bientôt remplacée par l'index, on dé-

(1) *Semaine Médicale,* Paris, 1894, p. 36.

gagea la fausse membrane. Le poumon apparut sain ; une fois dégagé de sa coque, *il se déplissa brusquement et sous l'influence de très légères quintes de toux, il se gonfla et vint faire hernie au dehors de la paroi thoracique.* L'opération ne datait alors que de 4 jours, et l'état du malade était aussi satisfaisant que possible. Malheureusement l'opéré mourut après quelques jours.

Delorme pratiqua une deuxième fois la même opération chez un malade du Dr Reynier, alors chirurgien de Tenon ; nous avons déjà parlé de ce fait à propos des fistules pleurales et du pyopneumothorax. C'est pendant la décortication qu'on découvrit la fistule pulmonaire et on y plaça deux points de suture. Le malade guérit de l'intervention, mais une fistule pleuro-cutanée persista.

P. Reclus pratiqua lui aussi une décortication ; il eut un insuccès rapide (1895).

Au contraire, Lardy (1) opérant un pyopneumothorax suite de grippe trouva la décortication remarquablement facile et obtint un heureux résultat ; notons que la pleurésie datait de 8 mois et que la membrane recouvrant le poumon avait 3 mm. d'épaisseur.

Depuis lors, d'autres tentatives de décortication pulmonaire plus ou moins étendue, ont été faites, entre autres par le Dr Robert Sorel (du Havre) (2).

Son malade avait subi, un an auparavant, la ponction de la plèvre gauche et on avait retiré d'urgence, à cause de la dyspnée, 700 gr. de pus. Comme la respiration ne s'était pas reproduite de ce côté, on proposa au malade de l'opérer, c'est-à-dire d'ouvrir largement le thorax à gauche et de libérer le poumon de sa coque pseudo-membraneuse.

L'opération fut faite le 11 septembre 1894. On taille un large volet thoracique et il s'échappe plus d'un litre

---

(1) *Loc. citato.*

(2) R. Sorel.— *Normandie Médicale*, Rouen, 15 novembre 1895, n° 22, p. 439, et *Bulletin médic.*, Paris, 17 nov. 1895.

de pus de la plèvre gauche. L'opérateur eut de grandes difficultés à reconnaître la position probable du poumon, rétracté vers la colonne vertébrale. Il essuie la cavité avec des compresses stérilisées, puis détache avec le doigt la fausse membrane dans l'angle vertébral en haut du thorax. Il incise ensuite de bas en haut avec des ciseaux, saisit la section antérieure de la pseudo-membrane avec des pinces et décortique le poumon. Celui-ci ne se déplissa pas comme dans le fait de Delorme. Toutefois il augmenta assez de volume pour remplir à moitié le thorax. Il y eut assez grande abondance de sang et on dut faire des ligatures artérielles. La fausse membrane, épaisse comme les parois de l'aorte, fut réséquée, la plèvre tamponnée avec quatre mèches iodoformées. On rabat le volet thoracique et même on enlève la sixième côte trop dénudée.

Cette opération, de deux heures de durée, détermina un très léger choc combattu par des injections d'éther et de caféine.

Les suites furent assez simples, sauf une élévation de température due à la suppuration de la plèvre et des signes de congestion pulmonaire. Le malade se leva le septième jour avec deux drains dans la poitrine. Au bout de trois mois et demi, il sortit de l'hôpital ayant un bon aspect, engraissé, mais avec un trajet fistuleux.

Ultérieurement, nouvelle poussée de tuberculose et mort le 3 octobre 1895, c'est-à-dire plus d'une année après l'opération. L'autopsie confirma l'existence d'une tuberculose étendue de deux poumons. De plus, on constata que seul le lobe supérieur du poumon gauche était dilaté et adhérent à la cavité pleurale, tandis que le lobe inférieur était resté flasque le long de la colonne vertébrale. Deux fistules pleurales persistaient.

L'auteur conclut à l'intervention précoce dans ces cas de rétraction du poumon maintenu par une pseudo-membrane plus ou moins épaisse.

On peut dire, actuellement au moins, que les résultats obtenus par la décortication du poumon, telle que la conseille Delorme, sont trop peu concluants pour qu'il soit permis de se prononcer d'une façon définitive sur cette grave opération, d'ailleurs assez rationnelle, à la condition de choisir les cas et d'opérer tôt.

Je terminerai, messieurs, cette étude chirurgicale de la plèvre viscérale en vous parlant des *pleurésies interlobaires*. Ces collections purulentes complètement enveloppées par la plèvre, sont théoriquement extra-pulmonaires; néanmoins, l'adhérence des bords de la scissure fait que le parenchyme pulmonaire enveloppe de toutes parts la collection et pour ouvrir celle-ci, on a jusqu'à présent, toujours intéressé le poumon et pratiqué une véritable pneumotomie.

Cependant, Eugène Rochard (1) a pensé qu'il était possible de pénétrer dans la collection sans inciser le parenchyme pulmonaire; pour cela il suffirait de pratiquer une résection costale au niveau de la scissure interlobaire correspondante : on décollerait alors les bords adhérents de cette scissure et on pénétrerait dans le foyer. L'opération n'a, à notre connaissance, jamais été tentée; du moins, le travail d'Eugène Rochard a-t-il eu le grand mérite d'attirer l'attention sur la topographie des scissures dont la connaissance facilite le diagnostic des pleurésies interlobaires et guide l'opérateur qui cherche à les ouvrir.

Une des plus complètes descriptions des scissures interlobaires que nous possédions avant celle de E. Rochard, nous est donnée par Luschka (2). Pour cet auteur, les deux scissures obliques diffèrent peu à droite et à gauche : toutes deux commencent en arrière dans la

---

(1) Eug. Rochard. — *Topogr. des scissures interlobaires du poumon.*; in *Gaz. des Hôp.* Paris, févr., mars, 1892.
(2) Luschka. — *Anatomie de l'homme.* Tubingen, 1864.

région de l'extrémité vertébrale de la troisième côte; celle de gauche descend jusqu'à l'extrémité antérieure de la sixième côte osseuse; celle de droite reste un peu plus en dehors. Quant à la petite scissure droite, elle cheminerait horizontalement dans un plan passant par la cinquième côte et se jettant dans la grande scissure, derrière la ligne axillaire.

La description d'Eichhorst (1) n'est que la répétition plus détaillée de celle de Luschka ; cependant, il fait descendre les deux scissures obliques plus bas, jusqu'à la septième côte au lieu de la sixième.

Les descriptions de Jœssel (2) et de Pailhas (3), ne nous donnent aucune indication nouvelle.

Quant aux recherches d'Eugène Rochard, elles portent sur 12 sujets. Après avoir, pour chacun d'eux, établi les rapports des scissures avec les côtes, l'auteur fait une moyenne pour chaque scissure et constate que le trajet ainsi obtenu diffère sensiblement de celui que donnent les auteurs précédents.

La scissure oblique droite descendrait moins bas que le dit Luschka, et dans le cinquième espace au lieu du sixième; elle monterait beaucoup moins haut, ne dépassant généralement pas la cinquième côte. Il s'ensuit que son obliquité est moindre, elle croise un moins grand nombre de côtes : c'est avec la cinquième côte que ses rapports sont le plus constants.

La petite scissure du même côté aurait un trajet assez irrégulier; cependant ses rapports seraient plus constants avec la quatrième côte, au lieu de la cinquième côte, comme le disent les auteurs allemands.

La grande scissure oblique gauche est plus oblique

---

(1) Eichhorst. — *Traité de diag. médical.* Traduct. de Marfan et Weiss. Paris, 1890.
(2) Jœssel. — *Anat. topogr. chirurg.*; Bonn., 1889.
(3) Pailhas. — *Contribution à l'étude de la pleurésie interlobaire suppurée.* Th. de Paris, 1889.

que celle du côté opposé, mais sans l'être cependant autant que le dit Luschka, et sans monter, comme il le prétend, jusqu'à l'extrémité vertébrale de la troisième côte.

En résumé, les scissures obliques seraient surtout en rapport avec les cinquième et sixième côtes. La petite scissure horizontale droite serait surtout masquée par la quatrième côte.

Ces rapports suffisent à déterminer la région qu'il faut choisir pour découvrir les scissures interlobaires. En arrière, malgré la mobilisation possible du scapulum, l'espace laissé entre celui-ci et le rachis est trop étroit, la couche musculaire trop épaisse pour intervenir. Sous l'omoplate, d'après E. Rochard, on peut découvrir parfois les scissures en donnant certaines positions au bras ; mais l'ouverture cesserait ultérieurement de rester béante une fois que le bras aurait repris sa situation normale. C'est donc sur la partie antéro-latérale du thorax qu'on interviendra.

L'incision est faite à la hauteur de la sixième côte si c'est une des scissures obliques que l'on a en vue ; cette incision commence à 6 cent. de la ligne médiane, va jusqu'au bord axillaire de l'omoplate, mesurant ainsi 12 à 14 cent. de longueur ; son milieu répond à peu près à la ligne axillaire moyenne, lieu d'élection pour explorer les scissures. La forme de l'incision peut être en T couché ou en H ; on met à nu les sixième et cinquième côtes ; de chacune on résèque 10 à 12 cent. Quant à la plèvre pariétale, on l'incise en H, on y taille ainsi deux volets, l'un supérieur, l'autre inférieur qu'on renverse ; et si des adhérences existent entre les feuillets pleuraux, elles seraient très facilement déchirées au dire de E. Rochard. « Même dans le cas où la plèvre était considérablement épaissie, nous avons toujours pu apercevoir facilement le profil noir de la ligne scissuraire. Suivant cette ligne, à l'aide d'un instrument mousse, on commencera par le décollement des deux lobes pulmonaires et bientôt les doigts se frayeront un passage facile dans la scissure, en déchirant les adhérences et en écartant les deux faces du poumon. » Si, au contraire, on constatait l'absence d'adhérences des deux feuillets pleural et viscéral, on en ferait la suture au-dessus et au-dessous de la scissure ; on fermerait ainsi la cavité pleurale avant d'ouvrir la pleurésie interlobaire.

Le procédé à appliquer pour une pleurésie interlobaire de la scissure horizontale serait analogue au précédent, sauf qu'on ferait l'incision au niveau du bord inférieur de la quatrième côte ; celle-ci serait réséquée, ainsi que la côte sous-jacente si cela est nécessaire. La scissure dépassant peu la ligne axillaire, l'incision de la peau devra faire de même.

La connaissance de la topographie des scissures peut faciliter beaucoup le diagnostic des pleurésies interlobaires. Il faut songer à la possibilité de cette affection chaque fois qu'on trouve sur le trajet des scissures des symptômes faisant penser à une collection intra-pulmonaire. Toutefois, on doit se souvenir que la scissure est très obliquement ascendante entre les lobes du poumon, depuis la périphérie jusqu'au hile. L'ensemble de la collection pourra donc être situé au-dessus du tracé que je viens de vous signaler. En revanche, il peut être au-dessous, ce qui tout d'abord semble moins explicable, mais n'en est pas moins certain, plusieurs chirurgiens ayant ouvert la pleurésie interlobaire en faisant une incision bien au-dessous de la ligne correspondant à la scissure d'après E. Rochard. Ceci tient probablement au poids même de la collection qui peu à peu déprime le parenchyme pulmonaire et occupe une situation inférieure à celle qu'elle avait au début.

Cette situation variable de la pleurésie interlobaire, jointe à la difficulté du diagnostic, explique que les chirurgiens l'aient ouverte jusqu'à présent sans tenir compte des scissures.

Les observations sont d'ailleurs peu nombreuses.

Citons celles de Teale (1), de Thiriar (2), les observations qu'ont publiées Truc (3) et Pailhas (4), celles de MM. Bodet, Ricard, Poirier que E. Rochard nous fait connaître dans son travail.

S'agit-il toujours dans les observations publiées de pleurésies interlobaires? La lecture de plusieurs d'entre elles permet d'en douter. C'est que le diagnostic n'est pas seulement difficile avant, mais souvent pendant et après l'opération ; non seulement on peut faire la confusion avec un abcès du poumon qui aurait pu, lui aussi, donner lieu à une vomique, mais encore avec un kyste hydatique, une caverne, une dilatation bronchique. La réciproque est vraie et il est probable que plus d'une pleurésie interlobaire a été méconnue.

Le manuel opératoire est resté à peu près le même dans tous les cas : prenons comme exemple l'observation du Pr Thiriar (de Bruxelles). Celui-ci pratique une large incision en L retournée (J) ; la branche horizontale longue de 15 cent. suit la direction du huitième espace intercostal ; la branche verticale longue de 12 cent. est parallèle à la colonne vertébrale, à deux ou trois travers de doigt de celle-ci ; son extrémité supérieure remontait le long du bord externe de l'omoplate ; on résèque des fragments des cinquième, sixième, septième et huitième côtes, en commençant par la septième. La plèvre costale est trouvée intimement unie à la plèvre viscérale. On pratique alors au thermo-cautère deux incisions profondes, l'une horizontale de 6 centim., l'autre verticale de 4 ou 5, toutes deux correspondant comme situation aux incisions cutanées. On sectionna le tissu pulmonaire lentement jusqu'à deux centimètres de profondeur :

(1) Teale. — *Pneumotomie pour pleurésie interlobaire* ; in *The Lancet*, London, 5 juillet, 1884, t. II, p. 6.

(2) Thiriar. — *Académie médicale de Belgique*, Bruxelles, 27 novembre 1886.

(3) Truc. — Th. de Lyon, 1885.

(4) Pailhas. — *Contrib. à l'étude de la pleurésie interlobaire suppurée*. Th. de Paris, 1889.

celui-ci paraissait comprimé mais sain. La cavité qui fut alors découverte aurait contenu une petite orange : deux grosses bronches s'y abouchaient. La guérison du malade fut complète au bout de trois mois.

Les différences que présentent les autres observations tiennent surtout au siège et à la forme de l'incision, au nombre de côtes réséquées ; parfois le parenchyme pulmonaire était si dur et résistant qu'on a jugé inutile d'en faire la section au thermo-cautère ; elle a pu être faite sans inconvénient au bistouri. Presque toujours l'opération a été précédée d'une ponction pour confirmer la présence du pus.

Tel est le procédé employé jusqu'alors, auquel E. Rochard propose de substituer sa méthode qui, comme nous l'avons vu, consiste à aller à la recherche du pus en se guidant sur la situation normale de la scissure interlobaire correspondante.

L'exposé de cette méthode suffit à faire venir à l'esprit certains doutes sur la facilité de son application. Et tout d'abord, sera-ce chose bien aisée de détruire les adhérences des feuillets pleuraux qui peuvent masquer la scissure ? Les adhérences pleurales parfois assez lâches seront plus souvent très intimes : leur rupture ne peut-elle entraîner des hémorragies ou des déchirures du poumon ? D'autre part, la situation de ces scissures est assez constante pour aider au diagnostic, mais l'est-elle assez pour déterminer le siège d'une intervention ? Sur les douze sujets choisis par E. Rochard, il en est déjà un chez lequel les scissures sont placées en dehors des limites fixées par l'auteur. D'autre part, à côté des anomalies de situation, les anomalies du nombre ne sont pas chose rare. Et si, au cours de l'opération, on ne trouve pas la scissure, que fera-t-on ? On ira à la recherche de la collection au point où on a lieu de la croire superficielle ? Mais ce point peut, comme nous l'avons dit, être assez éloigné du siège normal de la scissure, par conséquent en dehors du champ opératoire.

L'objection la plus importante me paraît encore être celle qui tient au manque de certitude du diagnostic. Affirmer la présence intra-pulmonaire d'une collection est chose souvent délicate : dire que cette collection est une pleurésie interlobaire l'est encore bien davantage ; on fait généralement un pareil diagnostic avec des restrictions en faveur d'un abcès du poumon, d'un kyste hydatique, etc. L'erreur n'a pas, du reste, bien grande importance si l'on va directement au-devant de la collection et le manuel opératoire reste à peu près le même. Il n'en est plus ainsi dans la méthode de E. Rochard, et je n'ai pas à insister sur l'importance d'une erreur de diagnostic, si l'on s'éloignait du point où la collection présente ses caractères, pour la chercher au niveau d'une scissure, où elle ne se trouve pas. Les objections que je crois devoir faire ici ne peuvent être du reste que théoriques, le procédé restant théorique lui-même jusqu'à présent.

Je vous ai dit ne pas être partisan des lavages en général dans les pleurésies : dans la forme interlobaire, ceux-ci sont tout particulièrement dangereux surtout s'il y a eu vomique au cours de la maladie. Ils ont été fréquemment suivis de suffocation, et il est bon de se souvenir que la pleurésie interlobaire communique souvent avec les bronches, voire même avec les grosses bronches voisines du hile.

Je termine l'exposé du traitement des pleurésies interlobaires, en vous rappelant le procédé que préconise H. Delagénière (du Mans) (1).

La suppression du cul-de-sac costo diaphragmatique et le drainage de la plèvre au point déclive, restant pour lui le point le plus important, il fait une incision au niveau de la huitième côte, plus bas encore qu'Eugène Rochard, mais dans un tout autre but : ce n'est pas pour trouver la scissure, c'est pour supprimer le cul-de-

(1) H. Delagénière.—*Arch. prov. de Chir.*, Paris, 1894, t. III, p. 27.

sac et assurer le drainage avant d'ouvrir la collection.

Ce procédé, susceptible de donner de bons résultats, est-il toujours indiqué ? S'il existe des adhérences entre les feuillets pariétal et viscéral à la hauteur de la scissure, elle doivent suffire pour protéger le reste de la plèvre : inutile de drainer celle-ci ; — si les adhérences pleurales sont plus étendues encore et descendent jusqu'au cul-de-sac costo-diaphragmatique, inutile de détruire ce cul-de-sac qui s'est oblitéré lui-même.

Il est vrai que H. Delagénière va au-devant d'une partie de ces objections lorsqu'il dit : « En vain pourra-t-on invoquer en faveur des interventions parcimonieuses les adhérences presque constantes qui existent dans le cas de pleurésie purulente interlobaire; nous répondrons que les adhérences elles-mêmes deviendront à l'insu du chirurgien le point de départ d'une infection de la grande cavité pleurale, et dans ce cas le malade ne guérira pas ou gardera une fistule. »

Tels sont, en résumé, les divers traitements chirurgicaux de la pleurésie interlobaire : l'avenir nous dira ce qu'il faut préférer du procédé théorique de E. Rochard, de l'audacieuse méthode de H. Delagénière, ou de celle qui consiste plus simplement à se diriger, par le chemin le plus court, au point où l'on constate la présence du pus, méthode vers laquelle j'incline quant à présent.

CHAPITRE V

La Pneumotomie.

CINQUIÈME LEÇON.

Messieurs,

Voilà plus d'un siècle que Pouteau (1) indiquait les symptômes des collections purulentes du poumon et qu'il insistait « sur la nécessité de faire au sac purulent une ouverture dans sa partie la plus basse. Différer plus longtemps de frayer au pus une issue entre deux côtes, c'est lui donner celui de dévaster le parenchyme pulmonaire à tel point que la nature ne puisse plus le rétablir après l'opération ».

Ceci tendrait à nous faire considérer comme déjà ancienne la chirurgie du poumon ; mais empressons-nous d'ajouter que la règle de Pouteau était toute théorique : ni lui, ni aucun de ses contemporains ne la mirent en pratique. Si, à cette époque, on fit des pneumotomies, ce fut, sans le savoir, dans les cas du reste rares, où la poche étant devenue superficielle, on pensait ouvrir un empyème, voire même un abcès de la paroi thoracique.

Ce n'est pas là la chirurgie pulmonaire : nous devons réserver ce nom aux interventions qui, de parti pris, à travers la paroi thoracique et la plèvre, vont au-devant d'une lésion intra-pulmonaire.

On peut se contenter d'ouvrir la cavité morbide :

---

(1) Pouteau. — *Œuvres posthumes*, Paris, 1783.

c'est la *pneumotomie*. Ou bien on résèque une portion du poumon : c'est la *pneumectomie*.

Nous allons étudier aujourd'hui la première de ces deux opérations.

La *pneumotomie* subit d'assez notables modifications suivant les affections pour lesquelles elle se trouve indiquée ; mais nous n'étudierons ici que son manuel opératoire général, après quoi nous passerons en revue ses indications et ses complications.

La première question qui se pose est celle-ci : quel est le siège de la lésion et quel doit être le choix de la région opératoire ? H. Delagénière pense qu'il y a presque toujours avantage à commencer par réséquer les huitième, septième et sixième côtes : on assure ainsi par avance le drainage, on se crée une brèche permettant d'explorer la face externe du poumon, et généralement on ne s'éloigne guère de la collection, celle-ci tendant toujours à se rapprocher de la base. E. Rochard (1) conseille de prendre pour guide la scissure oblique : on glissera la main dans celle-ci et on se rendra mieux compte de la situation de la lésion. Quincke (2) divise à ce point de vue les cavités pulmonaires en deux grandes classes : 1° celles qui sont haut placées : elles ne guérissent pas spontanément à cause de la rigidité des parois ; 2° celles qui sont bas placées : elles ne guérissent pas parce qu'elles se vident mal dans les bronches. Les premières sont très rares et justiciables surtout d'un large désossement de la région costale correspondante ; les secondes sont fréquentes et ne guériront que sous l'influence d'un drainage bien fait : c'est pour elles que Quincke propose d'attaquer la paroi costale « en arrière en bas, au-dessous de l'angle de l'omoplate ». C'est le point qu'on doit choisir chaque fois qu'on hésite sur le siège.

(1) E. Rochard. — *Gaz. des Hôpit.*, Paris, fév. et mars 1892.

(2) H. Quincke.— *Ueber Pneumotomie* ; in *Mittheilungen aus den Grenzgebieten der Med. und Chir.*, 1895; Band I, Heft 1.

Quelles que soient ces diverses tendances personnelles, il faut bien admettre que le choix de la région opératoire sera commandé surtout par le siège de la lésion : toute la difficulté est de déterminer celui-ci. « Le siège des cavités est bien plus difficile à diagnostiquer que leur existence, dit Quincke : c'est justement pour les cas qui demandent à être traités, que les symptômes classiques des cavernes sont d'une valeur toute relative.

« Ces symptômes, en effet, ont une grande importance pour les cavernes du sommet maintenues ouvertes par la rigidité des côtes et contenant plus ou moins d'air. Mais les foyers de la base ou de la partie moyenne du poumon se trouvent, d'une part, remplis de liquide, et d'autre part, ont des parois flasques qui se rapprochent l'une de l'autre, d'où le manque de symptômes physiques. »

Quelquefois la différence des symptômes avant et après une abondante expectoration constitue un précieux indice. La caverne est-elle pleine : matité à la percussion, bruit respiratoire léger ou nul. La caverne est-elle vide : sonorité ou tympanisme à la percussion, bruit respiratoire plus net, quelquefois bronchial.

Ce qui précède s'applique seulement aux cavités communiquant avec les bronches. Si cette communication manque et que par conséquent il n'y ait pas eu de vomique, le diagnostic de la nature de la lésion est à coup sûr plus malaisé, mais celui du siège semble plus facile : c'est alors que seront plus manifestes l'absence du murmure respiratoire et la matité. On sera parfois guidé par une localisation de la douleur, une déformation de la paroi.

Mais c'est surtout dans le cas de collection fermée qu'il peut paraître avantageux de préciser le diagnostic du siège en faisant une ponction. Celle-ci est jugée bien différemment, ce qui tient en partie à la diversité des lésions pulmonaires auxquelles elle a été appliquée. Quincke la considère comme d'un médiocre secours : « Le pus qu'elle amène peut provenir d'une bronchectasie insignifiante. Les dangers qu'elle fait courir sont considérables, si les feuillets pleuraux n'adhèrent pas ; elle peut alors déterminer une pleurésie purulente comme l'indiquent les cas de de Winge, de Pochat, d'Israël cité par Pochat (1). Les dangers sont moindres si les adhérences pleurales existent et cependant le trajet de l'aiguille peut s'infecter et il vaut mieux intervenir aussitôt que possible après. »

Nous en arrivons à cette opinion, admise par le plus grand nombre des chirurgiens, à savoir que la ponction doit être le premier temps de l'opération, permettant de guider celle-ci en renseignant l'opérateur sur le siège bien exact de la lésion. Mais si pour faire cette ponction l'on attend que l'incision et les résections costales aient été pratiquées, n'y aurait-il pas d'autres méthodes pour explorer la face externe du poumon et y constater l'induration ou la saillie que peut y créer la lésion pulmonaire ? C'est là ce qu'ont pensé divers chirurgiens qui n'en sont pas moins restés en complet désaccord sur le meilleur procédé pour pratiquer cette exploration.

Tuffier croit pouvoir explorer aisément la surface pulmonaire, sans ouvrir la plèvre, en décollant son feuillet pariétal : il fit le premier essai (2) en opérant une hernie pulmonaire, put libérer la plèvre pariétale du sommet du poumon et explorer, avec l'index, la région dans toute son étendue.

Dernièrement encore, Tuffier (3) a vanté cette méthode et en a exposé le manuel opératoire : La résection d'une seule côte dans une étendue d'un centimètre permettrait de décoller la plèvre au pourtour de l'incision sur une étendue au moins égale à celle de la main. C'est aux bords supérieur et inférieur de la côte que la plèvre pariétale est le plus adhérente. Une fois détachée de ces

---

(1) Pochat. — *Ein Beitr. z. Path. und op Behand. v. Lungenabsces.*. Diss., Kiel, 1895.

(2) Richerolle. — Th. de Paris, 1892; obs. III, p. 67.

(3) Tuffier. — *Bulletin de la Société de chirurgie*, Paris, 1895, 13 nov., p. 674.

points la plèvre se laisse facilement décoller des muscles intercostaux internes et surtout de la face postérieure de la côte. Ce décollement ne serait pas rendu plus difficile par la présence des ligaments de Sébileau et il pourrait être étendu après résection de la deuxième côte à toute la plèvre coiffant le sommet du poumon : on peut alors toucher la face antérieure de la paroi postérieure du thorax au niveau des premières, deuxième et troisième côtes. Cette libération serait moins facile en arrière qu'en avant, moins facile surtout au niveau de l'angle des côtes.

« La plèvre pariétale étant décollée, dit Tuffier, le parenchyme pulmonaire est exploré et les résultats ainsi fournis sont d'une netteté qui m'a étonné. » J'ai vu opérer Tuffier et j'ai pu constater que si facile que paraisse ce décollement, la plèvre avait été déchirée ; du reste, l'absence de tout accident indiquait que les feuillets pleuraux restaient en contact et qu'il ne se produisait pas fatalement de pneumothorax.

A la méthode extra-pleurale de Tuffier, Bazy (1) préfère l'examen fait directement après avoir ouvert la séreuse. « A travers une petite incision faite à la plèvre, j'introduisis l'index assez rapidement pour éviter l'entrée d'une trop grande quantité d'air. J'entourai ensuite mon doigt, en en bourrant la plaie, avec une éponge et une compresse aseptiques. L'air n'entrant plus, j'explorai la plèvre dans tous les sens, en bas, en arrière, en avant, en haut. Ici, je trouvai, en portant mon doigt aussi haut que possible, une adhérence dont je ne pus toucher que la limite inférieure et une partie des limites latérales. A ce niveau, le poumon paraissait plus ferme et induré, alors que partout ailleurs il présentait sa consistance normale ». Bazy ferme alors son incision exploratrice et transporte son champ opératoire au niveau où il a

(1) Bazy. — *Congrès de Chir.*, Paris, 1895, p. 79 ; et *Soc. de Chir.*, Paris, 19 nov. 1895.

reconnu l'adhérence pleurale et l'induration pulmonaire.

Ce que Bazy fait pour une gangrène pulmonaire, Poirier le fait pour un kyste hydatique; « après avoir ouvert la plèvre, le doigt inspecteur reconnaît une tumeur arrondie et dépressible ».

Bien plus audacieux est H. Delagénière, qui met la pleurotomie exploratrice au même rang que la laparotomie ou la trépanation exploratrices et qui veut que, tout en conservant l'incision déclive qu'il préconise, on fasse celle-ci assez grande pour y entrer la main; trois cas peuvent alors se présenter; « la cavité de la plèvre est en communication directe avec le tissu pulmonaire. Le poumon et la plèvre adhèrent sans communiquer. Enfin le poumon malade reste libre dans la cavité pleurale ». Si l'on trouve dans la plèvre des détritus pulmonaires et s'il existe des adhérences, on doit penser de suite à une cavité pulmonaire ouverte dans la plèvre. Au contraire, « l'absence d'épanchement pleural coïncidant avec la présence d'adhérences localisées et solides, devront faire songer à une lésion pulmonaire corticale siégeant à l'endroit même des adhérences ». Enfin une lésion centrale ou non inflammatoire, telle que certain kyste hydatique, ne donnera lieu à aucune adhérence. A l'ouverture du thorax, le poumon disparaîtra; il faudra le saisir avec des pinces, le fixer par des points de suture à la plèvre pariétale.

Comme vous pouvez en juger, voici une pleurotomie qui fait bon marché des adhérences pleurales : et celles-ci cependant vont constituer la grosse préoccupation de certains opérateurs au cours de la pneumotomie elle-même.

Je ne reviendrai pas à propos du manuel opératoire sur le choix de l'incision cutanée : nous avons étudié celle-ci à propos de la thoracotomie; elle dépendra de la lésion pulmonaire et de la résection costale qu'on croira nécessaire. De Cerenville et Truc (1) les premiers,

(1) Truc. — *Soc. des Sc. médic.*, Lyon, 1885.

puis Rochelt (1), Prengrueber, Heydenreich, Lauenstein (2), Matignon (3) plus dernièrement, ont beaucoup insisté sur la nécessité des larges résections costales précédant la pneumotomie. Ces résections doivent être d'autant plus étendues que l'excavation pulmonaire est plus vaste; elles en diminueront la gravité en facilitant la rétraction rapide de la paroi. L'ablation du périoste est indiquée pour la même raison : « il vaut mieux réséquer deux côtes de trop qu'une de moins », disait déjà Thiriar au Congrès de 1888. Il est vrai qu'à ce même Congrès, le professeur Ollier attirait l'attention sur les déviations du rachis consécutives à cette manœuvre, et le Pr Berger citait deux cas de mort qui lui paraissaient dues à des troubles respiratoires, suites de costotomies trop étendues. Ehrmann (de Mulhouse), de Cerenville ont cité des cas analogues; toutefois, depuis lors, les larges résections costales qui ont été faites et que nous avons signalées à propos de la thoracotomie, ne paraissent pas avoir déterminé par elles-mêmes d'accidents de ce genre. Peut-être l'importance de la résection doit-elle varier avec la nature de la lésion: par exemple, d'après Quincke la résection de 5 à 7 centim. d'une seule côte peut suffire s'il s'agit d'un abcès aigu; il faudrait pratiquer la résection de deux à quatre côtes dans le cas d'un abcès chronique ou d'une bronchectasie.

Une fois cette résection faite, comment se comporter vis-à-vis de la plèvre? Et d'abord celle-ci présente-t-elle des adhérences au point que l'on a choisi? Il est, pour le savoir, un procédé déjà ancien, procédé de l'aiguille qu'ont signalé Fenger, Riedinger, Reclus : une aiguille, enfoncée dans le parenchyme pulmonaire à travers la paroi externe, présenterait des oscillations s'il n'existe pas d'adhérence, resterait immobile au cas où les deux feuillets sont fixés l'un à l'autre. Mais cette indication

(1) Rochelt. — *Wien. Med. Press.*, n° 39, p. 1,264, 1886.
(2) Lauenstein. — *Centr. f. chir.*, Liepzig, 1884, n° 18.
(3) Matignon. — *Arch. gén. de méd.*, Paris, 1894, t. VI, p. 162.

est-elle assez précise et constante pour qu'on puisse s'y fier? E. Rochard, dans ses expériences de respiration cadavérique, fait remarquer que les scissures pulmonaires ne paraissent pas changer de position par rapport aux côtes : l'épingle n'aurait donc pu donner qu'une indication inexacte. Quincke insiste aussi sur les erreurs que lui a fait commettre ce procédé. En revanche, Thiriar nous dit que, dans certains cas, il vit la plèvre pariétale assez intimement unie à la plèvre viscérale, pour qu'on pût observer la première s'abaisser et s'élever à chaque inspiration et cela sans le secours d'aiguille ou d'autre procédé. Devant des opinions aussi contradictoires, il faut conclure à la diversité des cas particuliers et à l'insuffisance de la méthode.

Est-il d'ailleurs tellement nécessaire d'être fixé sur les adhérences pleurales avant de poursuiver l'opération? Quant à moi, cette constatation m'intéresse médiocrement, puisque dans un cas ou dans l'autre, je continuerai l'opération d'une façon analogue. Peu importe encore à ceux qui suturent les feuillets pleuraux et continuent l'opération dans la même séance (Israel, Poirier). Il n'en est pas de même pour les opérateurs qui font la pneumotomie en plusieurs fois, et en particulier pour ceux qui cherchent à déterminer des adhérences au moyen des caustiques.

Comme le fait remarquer Matignon (1), c'est le procédé sur lequel Krimmer et Walter avaient insisté dès 1830, et à cet effet, après avoir incisé les téguments et les muscles intercostaux, ils plaçaient sur la plèvre des pois à cautère. C'est le procédé que Quincke emploie encore aujourd'hui, et chez lui la crainte que les adhérences ne manquent est si grande que, dans le doute, il agit comme si elles n'existaient pas; c'est là, pense-t-il, une manœuvre d'autant plus sage, que certains signes

(1) Matignon. — *Considérations sur la pneumotomie pour abcès du poumon*. In *Journal de Médecine de Bordeaux*, 1893, XXIII. — *Arch. gén. de Médecine*, Paris, 1894, février p. 162-186.

objectifs, comme l'attraction inspiratoire des côtes inférieures, peuvent être fournis par des adhérences lâches et partielles, insuffisantes pour arrêter l'inflammation. Quincke croit donc prudent, pour obtenir des adhérences auxquelles on puisse se fier, de détacher d'abord un lambeau des parties molles jusqu'aux muscles intercostaux et d'appliquer ensuite des rouleaux de pâte de chlorate de zinc sur les espaces intercostaux et cela à plusieurs reprises. La pleurésie fibrineuse qui se produit alors est diagnostiquée par l'auscultation. Au bout de plusieurs semaines on résèque les côtes et à ce moment on place encore du chlorate de zinc. Si j'insiste sur l'étrange procédé que recommande Quincke, c'est qu'il l'a employé quinze fois environ, en y faisant parfois quelques modifications, comme par exemple, de remplacer le chlorate de zinc par des compresses trempées dans du chlorure de zinc; quant aux résultats, il serait trop long de vous les détailler ici, mais je puis vous assurer qu'ils ne sont rien moins qu'encourageants.

On a cherché, du reste, à déterminer des adhérences par des procédés moins longs et moins douloureux. De Cerenville les avait obtenues en enfonçant des aiguilles profondément, pendant plusieurs jours; on avait aussi essayé des applications de teinture d'iode. Neuber (1) s'était contenté de la mise à nu de la plèvre pariétale après résection sous-périostée des côtes: il tamponnait la plaie avec de la gaze iodoformée et constatait, au bout de 6 à 9 jours, une pleurésie adhésive suffisante. De Cerenville (2), Godlee (3), Laache (4), eurent la pensée de pratiquer une suture des feuillets pleuraux autour du

(1) Neuber. — *Vorstellung eines geheilten Lungenabscesses.* (*Mitt. d. Vereins Schleswig-Holst. Aerzte*, 1894. N° 3, p. 55).

(2) De Cerenville. — *Deux observations de pneumotomie pour gangrène du poumon.* (*Rev. méd. de la Suisse romande*, 1892, N° 4, p. 229).

(3) Godlee. — *The Lancet*, London, 1889, vol. I, p. 457.

(4) Laache. — 3 *opér. Bronchiectasie* (*N. Magasin for Laeger*, 1891, n° 4).

champ opératoire; mais, pour eux, cette suture était surtout destinée à créer une irritation inflammatoire : ils laissaient à celle-ci le temps de se produire, de déterminer des adhérences et n'opéraient qu'en deux fois.

Tout différent est à ce point de vue le procédé de Roux (de Lausanne) ; lui aussi pratique une suture périphérique des feuillets pleuraux, mais il considère cette suture comme suffisante pour protéger la séreuse, et continue de suite l'intervention ; je ne puis insister sur les détails de la suture qui est pratiquée à arrière-points.

Nous entrons avec le procédé de Roux dans la méthode rapide, la pneumotomie en une seule séance, la seule que je pense devoir vous conseiller. Ne peut-on encore simplifier en supprimant cette barrière de points de suture ? C'est là ce qu'a essayé, entre autres, H. Delagénière, dont je vous ai exposé la méthode à propos de la thoracotomie.

La suppression de toute suture n'a pas seulement d'importance en ce qui est du pneumothorax à éviter, mais encore au point de vue du contenu de la poche pulmonaire qui peut infecter la plèvre ; tout dépend de la nature de ce contenu, aussi ne puis-je apprécier la suppression de toute suture pleurale, dans une étude générale de la pneumotomie — et j'en arrive de suite au temps de l'opération où à travers le parenchyme pulmonaire on va au-devant de la cavité.

Ici encore, Quincke recommande de la prudence, ou du moins ce qu'il considère comme tel : c'est par des applications de pâte caustique qu'il s'approche petit à petit de la cavité. Mais encore faut-il ne pas avoir de doute sur sa situation : en ce dernier cas, il fait des ponctions exploratrices en différentes directions ; puis il introduit la pointe du thermo-cautère dans les trajets des ponctions positives ; ceux-ci sont ensuite réunis avec le couteau du thermo-cautère quelques jours plus tard. Il obtient ainsi pour donner issue au pus, non pas une large ouverture, mais un trajet étroit et profond par lequel l'abcès se vide mal et qu'on ne maintiendra ouvert les jours suivants, qu'en le cautérisant à nouveau, ou en y plaçant des laminaires, des éponges préparées ; celles-ci lui paraissent toutefois d'un emploi dangereux et l'expérience ne le lui a que trop prouvé.

Si je vous indique ces méthodes de lenteur, Messieurs, c'est pour vous les déconseiller : la prudence vraie consiste à savoir aller vite. C'est pourquoi je vantais, tout à l'heure, la pleurotomie exploratrice s'il en est besoin pour être fixé sur le siège ; c'est pourquoi je repoussais l'opération en plusieurs séances et pourquoi maintenant je considère que nous n'avons le choix qu'entre deux instruments pour inciser le parenchyme pulmonaire qui enveloppe la collection : le bistouri ou le thermo-cautère.

La nature des tissus à inciser fera préférer l'un ou l'autre de ces deux procédés. Aura-t-on affaire à du tissu résistant, dur, peu vasculaire ayant la consistance du cuir ? C'est le bistouri qui sera le plus propre à le sectionner. Mais si le tissu pulmonaire est élastique, vasculaire, ou encore s'il présente cette congestion passive que certains auteurs décrivent autour de la collection, alors l'incision au bistouri doit être considérée comme dangereuse et c'est le thermo-cautère, chauffé au rouge sombre, qui permettra plus facilement d'ouvrir une large brèche dans la collection.

Vous vous abstiendrez bien entendu du lavage inutile et dangereux, surtout si la collection communique avec les bronches. On a essayé le curettage des parois de la poche : quelle que soit la nature de celle-ci, je ne vois pas l'avantage à en retirer ; on ne peut songer à enlever tous les tissus malades, on les fait saigner et on risque d'infecter les tissus sains. En revanche, je crois avantageux de nettoyer la poche avec des tampons montés ; on enlèvera ainsi une partie des tissus sphacélés qui ne seraient sortis que difficilement par le drain et on augmentera les chances de prompte réunion.

A propos du drainage, il est un point spécial à la chirurgie du poumon ; je veux parler du danger de laisser longtemps en place le drain qui peut ainsi déterminer des hémorragies par ulcération des vaisseaux. Walsham (1), Grainger Stewart (2), Sutherland (3), en ont cité des cas : d'où la nécessité de modifier de temps en temps la situation du drain.

Quelles sont les indications de la pneumotomie ? Dans un travail récent, Quincke divise en trois groupes les cas justiciables de cette opération : cas aigus, cas chroniques, processus putride consécutif à des corps étrangers; dans le premier groupe rentrent les abcès simples, la gangrène aiguë; dans le second les abcès chroniques, les bronchectasies, les cas putrides chroniques. Cette singulière division vous étonne sans doute : vous comprenez mal pourquoi on a placé dans un même groupe des affections différant autant que les abcès et les bronchectasies, par exemple. Il faut toutefois reconnaître que, cliniquement, de semblables rapprochements s'imposent parfois, sans que d'ailleurs nous puissions nous les expliquer.

En voici un exemple : l'année dernière, je soignai un malade présentant une lésion pulmonaire probablement consécutive à un abcès du foie; je l'opérai et ouvris un vaste abcès pulmonaire; comme la guérison tardait, je craignis que l'intervention n'ait pas été suffisante, je rouvris la cavité et je constatai qu'elle communiquait avec une vaste dilatation bronchique que je pus inciser largement et cautériser : la guérison suivit cette seconde intervention.

Quant au mode de développement de pareilles lésions et à leur influence réciproque nous en sommes réduits à de pures hypothèses. C'est pourquoi il ne nous est pas

(1) Walsham. — *St. Barthol. Hosp. Rep.*, Lond., 1890, vol. XXV, p. 253; — *Jahresber.* Bd. II, s. 500.

(2) Grainger Stewart.—*Brit.med.Journ.*,Lond.,1893,v.I,p.1147.

(3) Sutherland. — *The Lancet*, Lond., 23 janv. 1892, vol. I, p. 188.

permis encore de les grouper cliniquement, comme Quincke essaye de le faire, et nous devons nous en tenir à la classification anatomique suivante qui a du moins l'avantage d'être assez complète : pleurésies interlobaires, abcès du poumon, gangrène, bronchectasie, cavernes tuberculeuses, kystes hydatiques.

La pneumotomie sera-t-elle aussi nettement indiquée dans chacune de ces affections ? Non sans aucun doute : c'est ainsi que certains auteurs la repoussent systématiquement en cas de caverne pulmonaire ; ils s'appuient sur des statistiques comme celle que fournit Lopès (1) : 13 morts sur 13 interventions ; et cependant les pneumotomies pour caverne, dont quelques-unes ont donné un résultat encourageant sont tous les jours plus nombreuses : beaucoup de ces opérations, il est vrai, sont la suite d'erreurs de diagnostic. Quant à savoir si ce sont les grandes ou les petites cavernes qui se trouveraient plutôt justiciables de pneumotomie, la question n'est pas tranchée davantage. Sont-ce, d'autre part, celles de la base ou du sommet ? Celles-ci sont plus fréquentes et c'est pour elles que Hahn (de Berlin) (2) a décrit et employé un mode d'intervention spécial. Il pratique une incision parallèle au bord supérieur de la deuxième côte, incision allant de l'extrémité interne de la clavicule jusqu'à son tiers externe. C'est à ce niveau qu'il ouvre la caverne à travers le premier espace, assez large, dit-il, pour que la résection d'une côte soit inutile. Poirier (3) et Jonnesco ont fait des expériences sur vingt sujets pour régler cette ouverture des cavernes du sommet sans résections costales. Elle leur a paru s'exécuter assez aisément sur le cadavre pour qu'ils pensent « qu'il y ait avantage à en faire profiter à l'avenir les malades atteints de cavernes tubercu-

(1) Lopès.— *Moderna cirurgia pulmonar*, in-4°, Lisbonne, 1888.
(2) Hahn. — 20e *Cong. des Soc. all. de Chir.*, 2 août 1891.
(3) Poirier et Jonnesco. — *Congr. français de Chir.*, Paris, 30 juillet 1891. — *Gaz. des Hôp.*, Paris, 30 août 1891.

leuses du sommet ». La question, il est vrai, n'est pas tant de savoir si l'opération est facile, que de prouver qu'il y a avantage pour une caverne du sommet, à se trouver ouverte à l'extérieur ; par quel processus la caverne se comblera-t-elle si elle est grande, et ses parois reviendront-ils au contact l'un de l'autre, étant donné qu'on a respecté la paroi thoracique ?

N'y aurait-il pas plus d'avantage, au contraire, à tenter la cure chirurgicale des cavernes tuberculeuses, plus rares, il est vrai, qui se trouvent placées près de la base ? Ces cavernes auront plus de chance de se combler grâce au facile désossement de la paroi ou même à sa mobilité naturelle. Elles sont encore justiciables de la pneumotomie à cause de leur déclivité, car elles se vident mal dans les bronches, donnent facilement lieu à des infections secondaires, à du sphacèle de leur paroi : elles seront avantageusement drainées. Encore faut-il pour intervenir que la tuberculose n'infiltre pas tout le reste du poumon, et paraisse localisée au pourtour de la caverne : ce sont là questions d'appréciation délicate pour chaque cas particulier.

J'en dirai autant de la bronchectasie : l'indication de l'opération et le manuel opératoire pourront varier suivant qu'il s'agit d'une dilatation bronchique simple ou secondaire à un abcès chronique, à un foyer tuberculeux : ils pourront varier encore suivant que la dilatation est récente ou déjà chronique. C'est ainsi que, pour la première, nous voyons Walther (1) proposer la simple pneumotomie et réserver pour la seconde, dont les parois sont sclérosées, une résection totale de la paroi suivant la méthode de Schede.

Pour la gangrène pulmonaire, la question est d'autant plus délicate que le sphacèle proprement dit et l'infection jouent un double rôle dont l'influence réciproque

---

(1) Walther. — *Pneumot. pour dilat. bronch.*, in *Congr. de chir.*, Paris, 22 oct. 1895, p. 100.

est souvent difficile à définir : c'est dans un de ces cas que H. Delagénière (1) trouva avantageux de compléter l'opération en réséquant aux ciseaux la paroi sphacélée de la cavité.

L'indication de la pneumotomie est plus précise au cas d'abcès du poumon ; encore voyons-nous Quincke ne pas intervenir volontiers dans le cas d'abcès aigus, « car ils peuvent se résorber seuls sans qu'on ait à faire courir au malade le danger de l'intervention ». On ne devrait intervenir qu'après avoir constaté que l'abcès n'a pas de tendance à diminuer.

Tel n'est certes pas mon avis, et chaque fois que vous aurez pu faire le diagnostic d'un abcès je ne vous conseille ni d'attendre qu'il s'ouvre dans une bronche, ni de tarder, comme le veulent Spillmann et Haushalter (2), jusqu'à ce que disparaisse l'hépatisation, qui, tout d'abord, enveloppe l'abcès ; ni encore de vous contenter de simples ponctions qui, cependant, auraient donné de bons résultats à de Jong (3). Je vous conseille au contraire d'intervenir de suite et largement, sans attendre que le tissu sclérosé se soit formé autour de l'abcès et que les bronches voisines se soient dilatées. Ce que je dis s'applique aussi bien à un abcès survenant au cours d'un état général qu'à un abcès consécutif à une cause toute locale comme un corps étranger.

Il est encore une affection pour laquelle je crois l'indication de la pneumotomie aussi précise qu'au cas d'abcès : c'est le kyste hydatique. Ce n'est pas encore là l'opinion générale, et sans parler de ceux qui, comme

---

(1) H. Delagénière (du Mans). — *Arch. prov. de Chir.*, Paris, 1894, t. III, p. 7 (Obs. II).

(2) Spillmann et Haushalter. — *Revue de Médec.*, Paris, 1888, t. VIII, p. 643.

(3) De Jong. — *Over locale Behandling by het recentslung-abscess* ; in *Nederl. Tijdschr.*, n° 13, p. 89. — *Jahresber.*, Bd. II, p. 260.

Letulle (1), croient que « vu la fréquence de la rupture des hydatides dans les bronches, l'indication d'un traitement actif chirurgical se présente rarement », il est encore un grand nombre de cliniciens disposés à traiter le kyste hydatique du poumon par ponction suivie ou non d'injection modificatrice.

Peut-être serait-on moins disposé à essayer de cette méthode si on connaissait mieux les résultats qu'elle a fournis jusqu'à présent. Sans parler de statistiques comme celle de Carl Maydl (2) ou seize cas opérés par ponction ont fourni onze morts, il suffit de lire les observations de Bristowe (3), de Walis, de Cornil et Gibier (4), de Duguet (5), de Mackensie (6) et bien d'autres, pour être effrayé par la mort soudaine qui peut suivre la ponction la plus innocente en apparence.

La disposition anatomique du kyste ne suffit-elle pas à nous expliquer ces accidents? Ce kyste est entouré d'une cavité péri-kystique plus ou moins large; celle-ci dans laquelle s'ouvrent généralement d'assez grosses bronches n'est donc séparée du liquide kystique que par la membrane propre, mince et friable; cette dernière résiste par ce fait même qu'elle reste uniformément tendue et ne subit pas de secousses. Mais supposez une ponction dans ce kyste : il se vide en partie et son enveloppe devenue flasque bat les parois de l'espace péri-kystique à chaque inspiration ; ce va-et-vient joint à la petite déchirure qu'a faite le trocart ne sont-ils pas suffisants pour qu'une large rupture puisse se produire? Le liquide kystique inonde alors l'arbre trachéo-bron-

---

(1) Letulle. — *Dict. de Méd. et de Chir.* de Jaccoud. Article *Poumons* (*Hydatides*).

(2) Carl Maydl.— Wien, 1891 ; cité dans la Thèse de Behr : *Du kyste hydatique du poumon.* Paris, 1895, p. 88.

(3) Bristowe. — *Clin. society of London.* In *The Lancet*, Lond., 20 décembre 1890.

(4) Cornil et Gibier. — *Soc. anat.*, Paris, 12 octobre 1883.

(5) Duguet. — Th. de Behr ; p. 136.

(6) Mackensie. — *Semaine médicale*, Paris, 1892, p. 138.

chique : le malade rend des flots de liquide kystique, quelquefois des hydatides : il étouffe, se cyanose et meurt parfois en quelques instants. Tel est, sans grandes modifications, le résumé de chacune des observations que je vous citais.

Sans faire encore intervenir la possibilité de l'infection du kyste, cela me paraît suffisant pour rejeter la ponction, ou du moins pour ne l'utiliser que comme moyen de diagnostic, avec de petites aiguilles et en ne retirant que quelques gouttes de liquide. La pneumotomie, en revanche, donne de bons résultats, si des adhérences n'existent pas, la suture des feuillets pleuraux peut rendre service non point seulement en empêchant l'entrée de l'air, mais en protégeant la séreuse contre les hydatides qui peuvent y tomber et s'y greffer dans le cas ou ils sont vivants. Dès qu'on aura ouvert la cavité péri-kystique, le kyste lui-même se présentera sous forme d'une membrane blanche, mobile, faisant saillie à chaque effort de toux. En tirant sur la membrane, et avant que d'ouvrir le kyste, celui-ci peut se rompre et le liquide pénétrer dans les bronches ; mais les accidents sont bien moins graves alors que dans le cas de ponctions, la plus grande partie du liquide sortant par la large brèche faite à la paroi (1).

Tel est le traitement du kyste hydatique non ouvert dans la plèvre : si au contraire le kyste est rompu dans la séreuse, il faudra largement drainer celle-ci : c'est alors que l'opération de H. Delagénière pourra rendre grand service.

J'aurais voulu, Messieurs, en terminant cette étude de la pneumotomie passer en revue ses diverses complications ; malheureusement la plupart de celles-ci diffèrent avec chacune des lésions pour lesquelles on intervient. Je ne fais donc que vous rappeler les principales :

(1) Voir une communication de Tuffier au dernier Congrès de Chirurgie français, Paris, octobre 1896.

Le pneumothorax opératoire est moins à redouter qu'on ne l'a cru autrefois : comme dans toute thoracotomie, il peut être dû à l'entrée de l'air extérieur, mais de plus il peut être causé au cours de la pneumotomie par l'ouverture dans la plèvre d'une cavité pulmonaire communiquant avec les bronches.

Je ne reviens pas sur la question de l'infection possible de la plèvre : vous la préviendrez soit en la protégeant par des sutures, soit en la drainant de prime abord.

Les hémorragies peuvent être immédiates ou secondaires : immédiates, elles viennent de la paroi et il faut pincer le vaisseau qui donne ; ou du parenchyme, auquel cas on se servira du thermo-cautère chauffé au rouge sombre et mieux encore d'un tamponnement. Quant aux hémorragies secondaires dues le plus souvent à des ulcérations de vaisseaux, on aura chance de les éviter en faisant en sorte que les drains et les mèches de gaze ne restent pas trop longtemps en place.

Pour la dyspnée, elle peut être due à une influence nerveuse, une thoracoplastie très étendue, un pneumothorax opératoire ; mais si vous la voyez survenir au cours d'un lavage intra-pulmonaire, n'accusez rien autre que cette imprudente manœuvre.

L'ouverture péritonéale semble tout d'abord une grave complication surtout si la plèvre contient du pus ; toutefois, j'ai vu se produire cette complication sans rien entraîner de fâcheux, et je crois qu'il ne faut pas s'en inquiéter outre mesure, si l'on ne perd pas de temps pour fermer la séreuse par quelques points de suture.

La plus fréquente des complications que vous aurez occasion de constater sera probablement la persistance de la fistule. Si celle-ci ne paraît pas avoir de tendance à se fermer, que le malade perde ses forces, n'attendez pas trop ; dites-vous que votre première opération n'était pas suffisante ; la thoracotomie peut être trop timide ; l'incision pulmonaire peut être trop étroite ; *intervenez à nouveau* ; cela m'a parfaitement réussi.

CHAPITRE VI

La Pneumectomie.

SIXIÈME LEÇON.

Messieurs,

Nous nous sommes occupés dans la dernière leçon de la pneumotomie ; je veux dans celle-ci étudier la résection pulmonaire : *la pneumectomie*. Ce n'est pas là une opération courante, mais si jusqu'à présent elle n'a pas été pratiquée un bien grand nombre de fois chez l'homme, elle a donné lieu, depuis une quinzaine d'années, à une longue série d'expériences sur divers animaux.

Qu'il me suffise de vous citer entre autres noms ceux de Gluck (1), Block (2), Biondi (3), Marcus (4), Schmid (5), de Villard (6), Wills (7). Ces auteurs et bien d'autres ont prouvé que l'extirpation partielle et même totale d'un poumon était chose possible, presque facile chez un grand nombre d'animaux.

Quelque intéressantes que soient ces expériences, on doit se garder toujours, et en particulier pour la chirurgie pulmonaire, de conclure trop vite des animaux à l'homme. Aussi laisserons-nous de côté toutes ces résections de poumons chez des animaux sains, pour ne nous

---

(1) Gluck. — *Berlin. Klin. Wochen.*, 1881, t. XVIII, p. 645-48 ; et *Deutsch. med. Woch.*, Berlin, 1881, t. VII, p. 667.

(2) Block. — *Deut. Med. Woch.*, Berlin, 1881, t. VII, p. 634-36.

(3) Biondi. — *G. in. d. Sc. Méd.*, Napl., 1882, t. IV, p. 759.

(4) Marcus. — *Société de Biol.*, Paris. 1881-82, t. III, p. 323.

(5) Schmid.— *Berlin. Klin. Wochen.*, 1881, B. XVIII, s. 757-59.

(6) De Villard.— *Univ. M. Mag.*, Philad., 1891-92, v. IV, p. 334-41.

(7) Wills. — *Tr. of the M. soc. of Calif.*, San-Francisco, 1892, p. 45-64.

occuper ici que des résections de poumons malades chez l'homme.

En dehors des curettages de certaines cavités pathologiques que je ne veux pas considérer comme une résection pulmonaire, on peut dire que la pneumectomie a été pratiquée dans trois affections différentes : les tubercules, les néoplasmes, la hernie pulmonaire.

La première tentative dirigée contre la *tuberculose* ne fut guère encourageante. Block (1), ayant pratiqué l'extirpation des deux sommets du poumon, son opéré mourut sur-le-champ et l'opérateur, sous le coup d'une poursuite judiciaire, se serait suicidé.

Les quatre tentatives qui suivirent et que Truc (2) signala dans sa thèse, furent presque aussi malheureuses : Krœnlein (3) fit deux fois la résection du sommet dans le cas de tuberculose ; le premier malade mourut au 9e jour, le second au bout de 36 heures. Les deux cas de Ruggi (4) ne furent pas plus encourageants.

Il faut arriver à l'opération de Tuffier (5) pour trouver une pneumectomie dirigée contre la tuberculose et suivie de succès. Il s'agissait d'un jeune homme de 19 ans et voici quels étaient les symptômes que présentait le malade. La percussion du sommet droit donnait en arrière une submatité légère dans la fosse sus-épineuse, en avant une résistance au doigt et une submatité plus nette qu'en arrière. A la palpation on trouvait les vibrations exagérées. A l'auscultation, on entendait, en arrière, l'inspiration rude, l'expiration prolongée, soufflante ; en avant l'expiration encore plus rude et plus soufflante, quelques râles un peu secs surtout après avoir fait tousser. Les seuls signes sthétoscopiques que

(1) Block. — Cité par Reclus, *Congr. de Chir.*, Paris, 1895, p. 44.
(2) Richerolle. — *Chirurgie du poumon.*, Th. de Paris, 1892.
(3) Krœnlein. — *Berlin. Klin. Wochen*, 3 mars 1884.
(4) Ruggi. — Bologne, 1885.
(5) Tuffier. — *Semaine médicale*, juillet 1891 ; et Th. de Richerolle, 1892, p. 78.

l'on pût constater étaient localisés à ce sommet droit. En revanche, il existait des sueurs nocturnes, de l'amaigrissement, quelques hémoptysies ; l'examen des crachats révélait la présence de bacilles tuberculeux.

En somme le malade présentait des signes de tuberculose au début, bien localisés au sommet d'un seul poumon : ce que d'ailleurs devait confirmer l'opération et c'est là ce qui nous intéresse au point de vue des indications.

Le 2 juillet 1891, Tuffier pratique l'opération : il fait une incision au niveau du deuxième espace, aboutissant à deux centimètres du sternum, au niveau de la mammaire interne. Le grand pectoral et les deux intercostaux étant incisés et réclinés, on voit à travers la plèvre les aréoles pulmonaires. C'est alors que commence le décollement laborieux de la plèvre pariétale. « Après quoi, dit Tuffier, passant mon doigt derrière le sommet du poumon, j'ai pris l'organe avec une pince spéciale qui ménage la friabilité du tissu, et je l'ai amené en dehors, déchirant ainsi la plèvre pariétale qui faisait collerette autour du poumon. Il n'y avait pas trace d'adhérences entre les deux feuillets de la séreuse. » On put alors faire à loisir l'examen de la lésion pulmonaire : l'induration pulmonaire est ferme au centre, légèrement granuleuse à la périphérie, le tout présentant le volume d'une noisette. Au-dessous de la pince on passe un fil de soie plate qui permet de faire une ligature en chaîne à cinq centimètres au delà de la zone infiltrée. Le pédicule est ensuite fixé au périoste de la face interne de la deuxième côte « en le suturant bien exactement de façon à ne pas avoir de pneumothorax ». Les muscles intercostaux et le grand pectoral furent ensuite suturés au catgut sur trois places. L'opération dura 25 minutes.

L'opéré guérit rapidement, et Tuffier le présentait au Congrès de chirurgie en 1895 (1), en insistant à

(1) Tuffier. — *Congr. de Chir.*, Paris, 22 Oct. 1895, p. 87.

propos du manuel opératoire sur la nécessité de décoller largement la plèvre pariétale pour constituer un *pneumothorax extra-pleural* qui accole les feuillets pleuraux et évite l'entrée de l'air.

C'est une méthode différente qu'employa le Dr Lawson (1), deux ans plus tard chez un malade de 34 ans présentant une induration tuberculeuse du sommet droit. Il fit une incision partant du sternum et suivant la deuxième côte que l'on résèque. On ponctionne la séreuse et l'opérateur pousse lentement dans la cavité pleurale de l'air stérilisé de façon à provoquer le collapsus du poumon; cette manœuvre n'amène ni dyspnée ni cyanose. La plèvre est ouverte, on détache les adhérences et on fait sortir par la plaie le sommet du poumon droit. On le traverse à sa partie supérieure par deux aiguilles et l'on résèque la partie malade. Puis le poumon est refoulé dans la cavité thoracique : la plaie est fermée sans drainage. L'opération avait eu lieu le 14 février et Lawson affirme que le malade pouvait être considéré comme guéri trois mois après; toutefois, lorsqu'il publia l'observation le 3 juin, il subsistait une fistule donnant chaque jour quelques grammes de pus.

Au Congrès de Chirurgie de 1895 (2), Doyen nous a appris que lui aussi avait pratiqué la résection d'une partie d'un lobe pulmonaire chez un enfant de 10 ans pour une lésion tuberculeuse : la guérison suivit l'opération, mais l'auteur ne donne aucun détail sur son manuel opératoire.

Les deux interventions que je vous ai citées suffisent, d'ailleurs, à vous montrer combien on peut faire varier ce manuel opératoire dans ces résections du sommet du poumon : Lawson résèque la deuxième côte ; Tuffier se contente d'inciser le deuxième espace intercostal. L'un attire facilement le poumon par la brèche qu'il a faite,

(1) D. Lawson. — *British medic. Journ.*, London, 3 juin 1893, vol. I, p. 1152-54.
(2) *Loc. cit.*, 1895, p. 105.

l'autre pour faire passer le sommet du poumon par l'étroit espace qu'il ne veut pas élargir, crée un pneumothorax extra-pleural qui, agissant comme un pneumothorax vrai, permet au poumon de se rétracter, mais dans la seule région correspondant au décollement, c'est-à-dire au sommet de l'organe qui se trouve ainsi réduit de volume et affaissé dans une certaine mesure.

Pour éviter la violente dyspnée d'un pneumothorax opératoire trop brusque, chacun des deux chirurgiens s'adresse encore à des procédés différents : Lawson détermine d'avance le collapsus du poumon en faisant de prime abord entrer lentement l'air dans la plèvre ; Tuffier préfère se confier au décollement de la plèvre. Il est vrai que cette plèvre se déchirera au moment où on amènera le poumon à travers l'espace intercostal, « mais comme elle est plus ou moins flottante, elle s'applique sur le poumon; elle empêche et limite la pénétration de l'air dans la plèvre ». Enfin, il n'est pas jusqu'à la suture pulmonaire pour laquelle un des opérateurs préfère la ligature en chaîne, l'autre, le procédé des aiguilles en croix.

Je constate ces différentes manières et ne veux pas discuter la valeur de chacune, d'autant plus que dans l'opération qui nous occupe, ce qui constitue la question la plus intéressante pour l'instant, c'est son opportunité.

Quel est, en effet, l'avenir réservé à la pneumectomie pour tuberculose ? Certes, le résultat obtenu par Tuffier est très beau et paraît très encourageant ; mais, comme j'ai tenu à vous le faire remarquer, il s'agissait d'un malade ne présentant qu'une lésion du premier degré bien localisée au sommet d'un seul poumon. C'est d'ailleurs, à des cas analogues que paraît devoir être restreinte la pneumectomie. Car pourquoi enlèverait-on un fragment de tissu malade, si on devait en laisser dix fois autant dans le reste du poumon ? Mais il faut bien reconnaître que cette tuberculose du premier degré, bien localisée à une région pulmonaire, est celle qui a le plus de chance de guérir sans intervention, et les autopsies faites chaque jour suffisent à démontrer combien grand est le nombre des tubercules pulmonaires spontanément guéris. Ce qui revient à dire que la pneumectomie ne peut être indiquée que dans les cas où la tuberculose a chance de guérir sans elle.

Toutes différentes, comme nous allons le voir, se trouvent les indications de la pneumectomie appliquée au *cancer*. C'est par Antony Milton (1) (de Georgia), que cette opération aurait été pratiquée pour la première fois : il enleva les cinquième et sixième côtes cariées et les deux tiers d'un lobe du poumon droit; le malade survécut quatre mois. Ce que nous savons de cette opération ne nous permet pas d'affirmer qu'il se soit agi d'un cancer ; elle n'en est pas moins intéressante en ce qu'elle paraît être la première pneumectomie faite sur l'homme.

Péan (2) nous a fait savoir au Congrès de Chirurgie de 1895 que, déjà en 1861, il avait pratiqué une pneumectomie pour néoplasme du poumon. La tumeur siégeait à la hauteur du quatrième espace intercostal ; elle était adhérente à la plèvre pariétale et manifestement indépendante des côtes. La tumeur ayant été attirée au dehors, on sutura tout autour les feuillets pleuraux l'un à l'autre, puis on enleva le néoplasme au galvano-cautère et on compléta l'hémostase en plaçant des pinces. Le malade vivait encore l'année suivante.

Il s'agissait bien, d'après cette description, d'une néoformation développée primitivement aux dépens du poumon ; mais de quelle nature ? bénigne très probablement, toutefois il est regrettable que l'examen n'en ait pas été fait.

---

(1) Antony Milton. — Cité par Petit, *Rev. de Méd. et de Chir.*, Paris, 1887, p. 791.

(2) Péan. — *Chir. du poumon* ; in *Congr. de Chir.*, Paris, 1895, p. 77.

Au contraire, dans l'observation plus récente de Weinlechner (1), nous sommes fixés sur la nature de la tumeur. Il s'agit d'un myxochondrome du thorax ayant envahi le lobe moyen du poumon sur une étendue de 7 à 8 centimètres. On jette une double ligature en arrière de la portion altérée, et on pratique l'ablation complète de celle-ci ; on enlève même quelques noyaux néoplasiques dans le lobe supérieur. Le sujet meurt dans le collapsus 24 heures après l'opération.

C'est encore une tumeur de la paroi étendue au poumon que Krönlein (2) opéra en 1883 : il s'agissait d'un sarcome récidivé chez une jeune fille de 18 ans ; on enleva la portion dégénérée du poumon grosse comme une noix environ. La malade se portait bien au moment où Krönlein publia son observation, mais quatre ans plus tard, elle présentait une seconde récidive (3) : la tumeur grosse comme le poing est de nouveau enlevée avec une partie de la paroi thoracique et du poumon qu'elle avait envahi.

L'opération que pratiquait W. Müller (4) en 1888, est analogue à la précédente. Il s'agit d'un jeune homme de 24 ans, porteur d'une tumeur développée quatre ans auparavant sur la paroi thoracique ; au moment de l'opération, elle est large comme une soucoupe ; on résèque les quatrième, cinquième, sixième côtes ; on enlève la partie de la plèvre pariétale qui était intéressée ; à ce moment le poumon s'affaisse et il survient un collapsus inquiétant. On s'aperçoit ensuite que la tumeur s'est propagée jusque dans le poumon ; on poursuit ce prolongement et on résèque une portion de parenchyme

(1) Weinlechner.— *Zur Kasuistik der Tumors an der Brushwand* (*Wiener med. Press*, 20 mai 1882).

(2) Krönlein. — *Ablat. d'un sarcome second. du poumon* (*Berlin. Klin. Wochen.*, 3 mars 1884).

(3) Cité p. 70 de la thèse de Richerolle.

(4) W. Müller. — *Un cas de résection de la paroi thoracique et des poumons suivi de guérison.* (*Deutsche Zeitschr. f. Chir.* Bd. XXXVII,, s. 1-2).

dans une longueur de neuf et une largeur de trois centimètres, après avoir placé au-dessous une double ligature en plein tissu sain; la plaie pulmonaire est fermée au catgut. Cinq ans après cette opération, W. Müller constate que son malade se porte bien.

La même année, Park (1) intervient chez un malade qui avait été opéré deux fois déjà pour un sarcome de la jambe. Il présentait une tumeur grosse comme un œuf de poule un peu au-dessous du côté externe du mamelon gauche, tumeur paraissant intéresser toute l'épaisseur de la paroi. Une incision cruciale de la peau fit constater que trois côtes étaient englobées dans cette tumeur. La plèvre s'étant déchirée au cours de l'opération, on dilata l'ouverture avec le doigt; on découvrit que la tumeur était plus grosse en dedans qu'en dehors du thorax et qu'autour d'elle, les feuillets pleuraux adhéraient. La tumeur fut enlevée en même temps qu'une grande partie des quatrième, cinquième, sixième, septième côtes. Le pédicule qui unissait la masse au bord inférieur du lobe supérieur du poumon fut lié, puis sectionné. L'opéré mourut le lendemain et l'autopsie permit de constater que les deux poumons étaient farcis de noyaux sarcomateux.

Voici, Messieurs, quelques observations qui ne nous fixent pas seulement sur la diversité du manuel opératoire, mais qui nous font encore rechercher dans quelle forme de cancer peut être indiquée l'opération. Est-ce plutôt dans le cancer primitif, le cancer secondaire, le cancer par propagation directe?

Pour ce qui est du cancer primitif, je ne sache pas qu'on ait jamais tenté d'en faire l'ablation. Dans le cas de Péan, il est vrai, il paraît bien être question d'une néoformation ayant son point de départ dans le poumon lui-même, mais nous ignorons la nature de cette tumeur,

(1) Park. — *Annals of Surg.*, Saint-Louis, 1888, vol. VIII, p. 254-257, résumé dans la th. de Richerolle, p. 70.

qui ne paraît avoir aucun des caractères de malignité. Il suffit, d'ailleurs, d'avoir assisté au développement d'un néoplasme primitif du poumon pour ne pas garder d'illusion sur la possibilité d'une pneumectomie. Quand le diagnostic peut être fait, soit par l'auscultation, soit par l'examen histologique des crachats ou du liquide ponctionné, le poumon est déjà pris dans sa plus grande partie : il faudrait l'enlever en totalité pour espérer ne pas avoir de récidive immédiate. La seule intervention que l'on puisse oser dans des cas semblables, consiste, comme le conseille Brunati (1), à pratiquer une thoracentèse chaque fois que l'épanchement pleural deviendra menaçant par son abondance; encore n'évacuera-t-on qu'une partie de la plèvre.

Quant aux néoplasmes secondaires, ils peuvent être divisés en deux catégories : ceux qui sont consécutifs à des cancers éloignés et se sont développés à la suite d'embolies cancéreuses; ceux qui ont leur point de départ dans la paroi thoracique et qui ont envahi par propagation directe la plèvre et le poumon.

Le premier cas est représenté par l'observation de Park : le malade avait été opéré deux fois d'un sarcome de la jambe, lorsqu'on intervint pour une néoformation secondaire du poumon ; l'autopsie permit de constater que les poumons étaient remplis de noyaux néoplasiques. L'opération ne pouvait servir à rien, et c'était à prévoir, les noyaux néoplasiques développés dans le poumon à la suite d'embolie étant rarement isolés.

Il nous reste donc les cancers de la paroi thoracique qui ont envahi par propagation directe la plèvre et le poumon : tels sont les cas de Krönlein, de W. Müller. C'est à cette forme que nous devons pour l'instant restreindre la pneumectomie. Le plus souvent, l'intervention ne sera pas décidée d'avance, mais si au cours d'une ablation de tumeur siégeant sur la paroi, on s'aper-

(1) Brunati. — Thèse de Paris, 1894.

çoit que celle-ci se prolonge dans la cavité thoracique, il ne faut pas hésiter à réséquer le nombre de côtes nécessaire pour atteindre le prolongement intra-thoracique. Les feuillets pleuraux adhéreront le plus souvent. On pédicularisera la néoformation en plaçant au-dessous une ligature en chaîne en plein tissu sain.

J'en arrive, Messieurs, à la troisième lésion justiciable d'une pneumectomie : *la hernie pulmonaire*. Celle-ci est presque toujours étudiée en suivant la division devenue classique de Morel-Lavallée :

1° La hernie traumatique ;

2° La hernie consécutive à l'existence d'une cicatrice ou d'une lésion quelconque ;

3° La hernie spontanée. Elle se produit sans aucune violence extérieure, sans qu'aucune lésion appréciable ait affaibli le point qui lui livre passage ;

4° La hernie congénitale.

Au point de vue exclusivement chirurgical, celui auquel nous nous plaçons, cette division est inutilement compliquée, et d'autre part, la dénomination de hernie traumatique ne spécifie pas suffisamment s'il existe ou non une plaie des téguments : or, c'est là surtout ce qui nous intéresse. Aussi allons-nous étudier successivement : les hernies qui se sont produites à travers une plaie de poitrine et celles qui existent sans que les téguments soient lésés : celles-ci ont un sac, celles-là n'en ont pas.

Dans le premier cas, le poumon qui fait saillie entre les lèvres de la plaie, peut être le siège d'une hémorragie : inutile de revenir sur la conduite à tenir en pareil cas ; je vous l'ai indiquée à propos des plaies du poumon et vous ai dit que le traitement des hémorrhagies pulmonaires comporte parfois une résection du parenchyme qui constitue une véritable pneumectomie ; nous aurions pu l'étudier ici, mais je n'ai pas voulu la séparer de la simple suture du poumon et des autres modes de traitement de l'hémorragie.

Je m'en tiens donc au cas où le tissu pulmonaire est intact au moment où se produit la hernie. A quel moment et dans quel sens doit-on intervenir ? Les résultats obtenus par deux chirurgiens dans des cas analogues vont nous permettre d'établir plus facilement les règles à suivre.

Voici le cas de Demons (1) : un homme qui dans une rixe avait reçu deux coups de couteau présentait la plaie thoracique la plus importante à gauche et un peu en arrière, entre la neuvième et la dixième côte. Sur cette plaie, on voyait une tumeur grosse comme la moitié du poing, rose, lisse, molle. On ne fait aucune tentative de réduction de cette hernie du poumon. Le lendemain, la tumeur a pris une coloration rouge plus accentuée et une consistance plus grande ; une douce pression ne produisait pas de crépitation ni de diminution de volume. Progressivement la portion herniée prend une teinte grisâtre : 8 jours après l'accident, on fait la résection au moyen de l'écraseur linéaire ; il s'écoule une petite quantité de sang noir ; le thermo-cautère l'arrête facilement. Deux jours après, l'inflammation qui existait autour de la plaie du thorax s'est accentuée ; il y a de l'œdème ; on fait une incision verticale de 4 cent. qui donne issue à du pus. Après de longues complications, le malade guérit et la guérison se maintient. Cependant, quand il tousse, il voit apparaître au niveau de la cicatrice thoracique une petite tumeur qui disparaît aussitôt que la toux cesse.

De cette observation voici ce que je retiens pour l'instant ; il n'y a pas eu de réduction immédiate de la hernie ; et quand celle-ci s'est étranglée et sphacélée, on s'est contenté de sectionner les tissus au ras de l'orifice de sortie.

C'est encore à la suite d'un coup de couteau reçu 15 heures auparavant que Massart (2) (de Honfleur), cons-

(1) Demons. — *Bull. de la Soc. de Chir.*, Paris, 1886, p. 450-455.
(2) Massart. — *Rev. génér. de Clin. et de Thérap.*, Paris, 1892.

tatait l'existence d'une tumeur faisant hernie à travers la plaie ; c'est une masse rosée, étranglée à sa base, de forme sphérique, de la grosseur d'un demi-œuf de poule ; elle siège au niveau du septième espace intercostal gauche sur une ligne allant du bord antérieur de l'aisselle à l'épine iliaque antéro-supérieure. Elle ne change de volume ni pendant l'inspiration, ni pendant l'expiration; à la pression, on obtient une crépitation fine en pressant légèrement la tumeur.

Avec une aiguille de Reverdin, on embroche le pédicule au ras de la peau et on y place une ligature croisée au catgut; puis le moignon est refoulé dans la cavité thoracique. La plaie de la peau présente environ deux centimètres dans le septième espace intercostal ; il y a autour d'elle un décollement d'environ 3 centimètres d'étendue. La plaie est fermée par 4 crins de Florence qui prennent en même temps la peau et les muscles. Quatre jours après le malade a de la fièvre et la plaie suppure ; cependant trois semaines après l'opération le blessé était guéri.

Dans ces deux observations, il s'agit de hernies traumatiques qu'on n'a pas cherché à réduire de suite. La réduction eût-elle été possible aussitôt après l'accident? La chose est probable, et c'est là, dans certains cas, la conduite la plus sage.

Il est fréquent de voir le poumon se présenter entre les lèvres d'une plaie thoracique et préserver mécaniquement la plèvre de l'entrée de l'air. On se contente dans ce cas de nettoyer la région autant que faire se peut, et on ferme la séreuse. Si le poumon fait une saillie plus accentuée, s'il y a vraiment hernie, je ne vois aucune raison pour ne pas suivre encore la même méthode à condition que les tissus ne soient pas trop souillés : mais du moins ne faut-il pas tarder pour opérer la réduction. Vous avez vu par les observations de Demons et Massart avec quelle rapidité les parties herniées rougissent, se congestionnent, augmentent de volume, perdent toute souplesse et tendent bientôt à se sphacéler.

Que doit-on faire à partir du moment où la hernie pulmonaire est ainsi étranglée ?

Il faudrait d'après Le Bec (1) « ne pas enlever la partie herniée, mais faire tous ses efforts pour la rentrer ». L. Merlin (2) donne un conseil analogue en ajoutant que si la tumeur est sphacélée il faut jeter un fil sur le pédicule, et ne plus y toucher.

Pour ma part, je crois coupable toute tentative de réduction en pareil cas ; les tissus étranglés manquent de vitalité et ils sont probablement infectés depuis l'accident : deux conditions suffisantes pour qu'en rentrant la hernie, on introduise dans la plèvre un foyer d'infection tout prêt à se développer. Je ne vous ferai donc pas l'exposé des procédés de taxis, qui dans ce but ont été proposés ; je ne veux pas discuter davantage cette singulière méthode qui consiste à placer un fil au niveau du pédicule de la hernie et à la laisser ensuite se sphacéler ; je considère que la seule marche à suivre est celle de Demons et Massart : la résection suivie de réduction du pédicule. C'est seulement dans le mode d'application de la méthode qu'il peut y avoir lieu à discussion et tout d'abord à propos du moment où l'on doit opérer.

Demons fait la résection au bout de 8 jours ; je ne vois pas ce qui peut empêcher de faire cette résection de suite dès qu'on a pris le parti de ne pas réduire la hernie. Quant à la section à l'écraseur linéaire, elle peut exposer à des hémorragies sans avoir à mon avis, aucun avantage sur la ligature croisée que Massart me paraît avoir employée avec raison. Mais je ne crois pas qu'il puisse être avantageux de placer cette ligature au ras de la peau pour refouler dans la plèvre la région où a porté l'étrangle-

---

(1) Le Bec. — *Encyclop. intern. de Chir.*, Paris, t. VI, p. 179.

(2) L. Merlin. — *Dict. de Méd. et de Chir.* de Jaccoud ; article Poitrine, p. 706.

ment. C'est comme si dans une épiplocèle étranglée on jetait un fil sur l'épiploon étranglé avant d'avoir débridé l'anneau d'étranglement.

Les deux observations que je vous citais se ressemblent sous ce rapport : dans les deux cas on s'est contenté, après avoir sectionné au ras de la plaie, de réduire le moignon à travers l'orifice non débridé ; dans les deux observations aussi, il s'est formé du pus les jours suivants. Je veux bien croire que dans le premier cas le pus vint du rein qui avait été blessé, et, que dans l'autre, la suppuration fut superficielle ; néanmoins il me paraît bien plus logique de commencer par débrider la plaie thoracique de façon à placer le fil à ligature sur du tissu sain et non en plein tissu malade. Quant aux chances de pneumothorax que pourrait causer le débridement, je ne reviens pas sur ce que je vous ai dit à propos de la thoracotomie et des plaies du poumon ; d'ailleurs, le pneumothorax doit être particulièrement facile à éviter dans les conditions qui nous occupent alors qu'on a entre les mains le prolongement pulmonaire qui sert d'obturateur.

Tel est donc le traitement que je vous propose dans les hernies pulmonaires à travers une plaie thoracique. Voyons maintenant le cas où il n'existe pas de plaie, que la hernie soit consécutive à un traumatisme, qu'elle soit spontanée ou congénitale.

Ici encore, la hernie est ou n'est pas étranglée ; c'est du moins ce qu'ont dit certains auteurs, entre autres Richerolle, établissant dès lors une comparaison facile avec la hernie abdominale. Si, en effet, la hernie pulmonaire n'est pas étranglée, on peut discuter l'opportunité d'une cure radicale. Si la hernie est étranglée, l'intervention s'impose ; on se contenterait de débrider l'étranglement et de rentrer le poumon s'il était sain ; on réséquerait celui-ci s'il était sphacélé.

Cette division est fort séduisante, mais toute théorique. Je ne sache pas, par exemple, qu'on ait eu jusqu'à présent, l'occasion d'opérer en dehors des plaies thoraciques, une hernie du poumon étranglée et déjà sphacélée. Dans les cas de hernie du poumon sans plaie extérieure, il ne se produit pas d'étranglement vrai, tout au plus de la congestion, de l'engouement de la partie herniée.

Cela suffit néanmoins à donner au patient des tiraillements, de l'oppression, parfois des douleurs vives. Comme d'autre part la hernie du poumon n'a aucune tendance à la guérison spontanée, qu'elle prédispose à certaines affections pulmonaires, qu'elle constitue en somme une infirmité sérieuse en mettant obstacle à tout travail pénible, il y a grand intérêt à chercher pour cette affection un traitement chirurgical : les pelotes, les bandages et autres moyens de contention, ne donnent que de médiocres résultats au dire même de ceux qui les recommandent (1). Il ne peut d'ailleurs en être question quand la hernie n'est plus réductible.

Au contraire, la cure radicale paraît avoir donné de bons résultats à ceux qui l'ont essayée (2).

Je me contente de vous rappeler l'observation de Tuffier (3) qui en a longuement décrit le manuel opératoire.

Il s'agissait d'un journalier présentant depuis cinq mois une tuméfaction sterno-costale qui s'était accrue peu à peu. Cette tumeur occupait le second espace intercostal droit à deux centimètres en dehors du sternum. Elle avait le volume d'une petite mandarine et se réduisait complètement par la pression sans pulsation. On sentait alors nettement un orifice qui laissait passer la pulpe de l'index. Tuffier fait sur le centre de la tumeur et parallèlement au deuxième espace intercostal une incision de 10 centimètres à partir du sternum: le grand

---

(1) A. Després — *Gaz. des Hôp.*, Paris, 16 juillet 1889.

(2) Hagentow.— *Meditzina*. St-Pétersbourg, 1892, t. IV, p. 53-55. — Reynier. *Congr. de Chir.*, Paris, 21 octobre 1895.

(3) Tuffier. — *In* Th. de Richerolle, p. 67.

pectoral est aminci ; au-dessous de ses fibres on trouve une couche celluleuse formant une véritable bourse séreuse rudimentaire.

Au centre, le sac présente une masse grosse comme l'index, flasque, irrégulière, qui se prolonge dans l'orifice percé à travers la paroi intercostale. Le malade faisant un effort de vomissement, le poumon remplit et distend le sac. On réduit facilement le poumon, puis on jette sur le sac un fil de soie au ras de l'espace intercostal et on résèque le sac ; le pédicule est alors facilement rentré dans l'anneau fibro-musculaire constitué par le muscle intercostal ; le doigt introduit dans cet anneau pénètre dans le médiastin. Pour fermer cet anneau, on en avive les bords qu'on suture à la soie. Puis les fibres dissociées du grand pectoral sont suturées à leur tour et la plaie fermée sans drainage.

Je ne vois rien à ajouter à ce manuel opératoire qu'on peut résumer ainsi : incision sur la tumeur, réduction du poumon hernié, résection du sac, débridement de l'orifice et décollement de la plaie tout autour, suture de l'anneau.

C'est une opération qui paraît simple et que je vous conseille à l'égard de toute hernie pulmonaire qui cause une gêne sérieuse et paraît avoir tendance à augmenter de volume.

Telles sont, Messieurs, les diverses circonstances dans lesquelles le chirurgien peut être appelé à pratiquer la résection du poumon ; très exceptionnellement pour la tuberculose, rarement pour les néoformations malignes, bien plus fréquemment pour les hernies traumatiques compliquées du parenchyme pulmonaire.

TABLE

PARIS. — IMP. GOUPY, G. MAURIN SUCC., 71, RUE DE RENNES.

www.ingramcontent.com/pod-product-compliance
Ingram Content Group UK Ltd.
Pitfield, Milton Keynes, MK11 3LW, UK
UKHW021107260726
13994UKWH00002B/771

9 782329 158327